Anita Kraut

Venus*frauen*

Mit Lust und Liebe weiblich

SIEGANI
VERLAG

Impressum

Kraut Anita
VENUS*frauen*
Mit Lust und Liebe weiblich

Lektorat: Dorothea Cerpnjak, Gröbenzell
Karikaturen: Wolfgang Klein, Steingaden
Umschlaggestaltung, Layout und Satz: mgl-design
Druck und Bindung: Ebner & Spiegel, Ulm
Printed in Germany

ISBN: 3-9810062-1- 6
Erste Auflage 2006

INHALT

HINWEIS

Trotz sorgfältiger Überprüfung sind die in diesem Buch angeführten Hinweise, Rezepte und Dosierungsangaben ohne Gewähr. Eine Garantie oder Haftung übernimmt weder der Verlag noch die Autorin.

Alle Benutzer sind angehalten, die Beipackzettel der verwendeten Handelspräparate zu prüfen und gegebenenfalls mittels Rücksprache mit einem Arzt oder Heilpraktiker festzustellen, ob das gewählte Produkt für sie geeignet ist.

Die Einnahme oder äußere Anwendung der empfohlenen Mittel erfolgt auf eigenes Risiko.

Allergikern wird empfohlen, mit ihrem Arzt oder Therapeuten Rücksprache hinsichtlich der Verträglichkeit der Präparate und ihrer Bestandteile zu halten. Für eventuell auftretende allergische Erscheinungen haften weder der Verlag noch die Autorin.

VORWORT

Noch ein Buch über Erotik? Ja, es gibt viele und die allermeisten geben mehr oder weniger konkrete Anweisungen für den Umgang mit der Lust; genauer gesagt: für den Umgang mit der Sexualität. Mancher Ratschlag mutet dabei an wie die Bedienungsanleitungen für Waschmaschinen; wenn man nur alles richtig einstellt, wird die Wäsche sicher sauber.

In meine Praxis kommen viele kinderlose Frauen, die das Thema Erotik und Sexualität in ganz besonderer Weise beschäftigt. Sie fühlen sich unter Druck und belastet durch ihren eigenen Anspruch sowie das Frauen-Bild, das sie von sich selbst und im Allgemeinen haben. Die Auseinandersetzung mit meinen Patientinnen brachte mich auf die Idee, Abende zum Thema Erotik zu veranstalten unter dem Motto „Spiegel der Venus – Rezepte für die Weibersleut". Der erste dieser Abende fand vor nun schon mehr als zehn Jahren statt. Von Anfang an fand „Der Spiegel der Venus" überraschend großen Anklang. Mittlerweile habe ich das Thema von so vielen Seiten beleuchtet und vor allem so viel Rückmeldung von meinen Patientinnen und Zuhörerinnen erhalten, dass ich alle erprobten Ratschläge und Rezepte zum Thema in diesem Buch gebündelt habe und nun so an Sie weitergeben möchte.

Meine Erfahrung zeigt auch: Wir leben in einer Gesellschaft der Extreme. Auf der einen Seite der Skala stehen konservativ zurückhaltende Ansichten zu Erotik und Sexualität, auf der anderen Seite gibt es Sadomasochismus-Diskussionen im Nachmittagsprogramm. Dieses Buch – wie auch die Venusabende – wollen einen neuen Mittelweg aufzeigen, der es Ihnen und Ihrem Partner ermöglicht, sinnliche Erotik wieder neu zu erleben.

Hoffentlich finden viele von Ihnen Ihre Freude daran!

Anita Kraut
Heilpraktikerin, Autorin, Dozentin

EROS, DIE SCHÖPFERISCHE KRAFT

Wenn zwei Menschen sich lieben – auf eine ganzheitliche, ihr gesamtes Wesen einbindende Art, dann hat immer Eros seine Hände im Spiel. Wenn Sie, liebe Leserinnen, verzaubert sind in der Begegnung mit ihrem Partner, wenn Sie eine erotisch-sinnliche Stimmung empfinden – oder besser gesagt, wenn Sie selbst eine solche Stimmung erzeugt haben – dann haben Sie immer auch kommuniziert, Ihrem Gegenüber Verständnis und Toleranz entgegen gebracht. Der Zauber gelebter Erotik besteht darin, dass er die Dynamik des Lebens und alle daraus entspringenden Energien frei legen kann. Eine schöpferische Triebkraft kann sich entfalten, darf und soll es. Diese Erfahrung und die daraus empfangene Energie geht weit über die Befriedigung einfacher geschlechtlicher Bedürfnisse auf der körperlichen Ebene hinaus. Echte, gelebte Erotik hat die Kraft, den ganzen Menschen zu verzaubern und sie setzt mehr voraus als die flüchtige Begegnung von Frau und Mann. Echte Erotik birgt große Vertrautheit zwischen den Partnern.

Erotische Energie ist ursprüngliche, grundlegende Lebensenergie. Viele Kulturen verstehen sie als schöpferische Urkraft. Sie lässt nicht die niederen Begierden sondern im Feuer des Willens geläuterte Begeisterung, Leidenschaft aber auch geistige und intuitive Kräfte entflammen. Die Inder zum Beispiel nennen diese erotische Energie Kundalini-Energie, Schlangenkraft. Kundalini hat ihren Sitz an der Basis der Wirbelsäule und fließt von dort durch diese hindurch bis hinauf ins Gehirn. Auf diesem Weg aktiviert sie die sieben menschlichen Chakras und bestimmt damit die Ausstrahlungskraft und auch die Gesundheit des Menschen.

Das ungehemmte Ausleben bloßer triebhaft-sexueller Begierden macht nicht glücklich. Purer Sex reduziert Erotik auf die körperliche Ebene und in dieser Reduktion ist auf die Dauer keine echte Befriedigung zu finden. Körperliche Begierden erschöpfen sich rasch und müssen dann mühevoll neu stimuliert werden – oder sie verwandeln sich in negative Energien und führen ins Krankhafte, die Integrität des Gegenüber Verletzende, in den Missbrauch.

Auch ein Blick auf die Wortwurzeln der Sexualität und der Erotik macht den Unterschied zwischen dem Einen und dem Anderen deutlich: Das lateinische Wort Sexus bedeutet Geschlecht, Genital; der Begriff Erotik dagegen, der aus dem Griechischen stammt, benennt einen schöpferischen Trieb.

Für Platon steht Eros am Anfang der Spiritualität und entspringt der Sehnsucht nach der Vereinigung zweier polarer Energiekörper – Mann und Frau – mit dem Ziel, zusammen einen höheren Zustand zu erreichen. Der Drang zu dieser Art von Vereinigung geht weit über den Koitus der Liebespartner hinaus. Er umfasst weite Bereiche verschiedenster Formen von Partnerschaft. Nicht umsonst nennen wir unsere Partner noch immer und immer wieder gerne unsere bessere Hälfte.

SEXUALITÄT FRÜHER UND HEUTE

„Sexuelles Verhalten ist ein sehr feiner Gradmesser für den Bewusstseinszustand eines Volkes“ PETER RABA*

Unser heutiges Sexualverhalten und die Partnerwahl lassen sich leichter verstehen, wenn wir weit in der menschlichen Geschichte zurückgehen. Dadurch, dass wir Menschen uns aufgerichtet haben, hat sich das zwischenmenschliche Verhalten ganz erheblich verändert. Im Gegensatz zum Tierreich war die Paarungsbereitschaft der Frauen nicht mehr zu sehen und nur erschwert zu riechen, da durch den aufrechten Gang das Geschlechtsteil bedeckt war. Diese Tatsache veränderte Qualität und Dauer der Partnerschaft. Die Männer mussten um die Frauen werben und sich um sie bemühen. Sie mussten ihre Bereitschaft zur Paarung immer neu testen. Ein kleiner Trick der Natur, damit Partner sich längere Zeit aneinander banden, intensiveren Kontakt zueinander pflegten und sich gegenseitig umsorgen; vor allem aber damit die Menschenjungen, die aufgrund ihres immer größer werdenden Kopfumfanges noch unreif geboren werden mussten, versorgt wurden, bis sie allein überlebensfähig waren.

Die Frauen suchten sich die größten, kräftigsten und stärksten Männer aus, als gute Versorger und Beschützer für ihre Kinder. Kleinere und schwächere Männer versuchten mit anderen Fähigkeiten und Qualitäten aufzuwarten. Doch in einer Zeit, da Überleben fast ausschließlich von Kraft, Mut und Stärke abhingen, zogen die kleineren, schwächeren Männer meist den Kürzeren. Erst mit dem Sesshaftwerden kamen dann Aspekte wie Besitz und Reichtum als Auswahlkriterien hinzu, gefolgt von Erfindungsgeist und handwerklichem Geschick.

Die Frauen waren darauf bedacht, möglichst viel Aufmerksamkeit seitens der Männer auf sich zu ziehen – dann war die

*Raba, Peter: „Eros und sexuelle Energie durch Homöopathie“, Andromeda 2000

Auswahl größer. Schon in der Steinzeit schmückten sich deshalb sowohl Frauen als auch Männer. Letztere waren darauf bedacht, Stärke, Mut, Geschicklichkeit und später dann ihren Besitz zu präsentieren, damit sie von einer Frau zum Partner gewählt wurden.

Über das Sexualverhalten unserer Vorvorvorfahren gibt es naturgemäß keine schriftliche Aufzeichnungen. Wahrscheinlich hätten sie es auch nicht für nötig gehalten, über Sexualität zu schreiben, denn sie war etwas ganz normales, und keiner wäre wohl auf die Idee gekommen wäre, pikante Details auf eine Steinplatte zu meißeln. Was wir dennoch immer wieder finden sind Zeichnungen oder Figuren mit erigiertem Penis, dem Symbol für Fruchtbarkeit, Potenz und Stärke. Ebenso Frauen mit großen Brüsten und breiten Becken zur Veranschaulichung von Fruchtbarkeit und der Fähigkeit, Kinder gebären und ernähren zu können. Es findet sich aus der Frühzeit der Menschheit bis weit in die Antike hinein so gut wie keine pornographische oder besser ausgedrückt erotisch-erregend anmutende Darstellung. Geschlechtliches Zusammensein war so normal wie Essen und Trinken – Sex war gesellschaftsfähig.

Es wäre ohnehin nicht leicht gefallen, Sex zu verheimlichen. Wenn es nur eine beheizte Höhle für die gesamte Sippschaft gibt – wer sollte da moralische Bedenken haben, wenn sich ein Paar liebt? Die wenigen noch verbliebenen Naturvölker der heutigen Zeit sind zur Verwunderung der Wissenschaftler an Pornographie noch immer nicht interessiert. Warum so viel Aufhebens um einen normalen, natürlichen Vorgang machen?

Die nächste Stufe der Veränderung im partnerschaftlichen Zusammensein und vor allem beim Sex war erreicht, als die Menschen in der Lage waren, sich jeweils für ihre Familien Häuser zu bauen und diese mit mehreren Zimmern auszustatten, so dass eine Intimsphäre entstehen konnte. Jetzt wurde Sex zu etwas Intimen, etwas Besonderen, das nur die beiden Partner miteinander teilten.

Einige Jahrhunderte später veränderte die christliche Moralvorstellung noch einmal nachhaltig unser Sexualverhalten. Sexualität wurde auf ein Mittel zur Zeugung von Nachkommen reduziert, darüber hinaus war sie Sünde. Akribisch genau wurden sexuelle Praktiken vorgeschrieben und umfangreiche Verbote erlassen, um den Geschlechtsakt seiner lustvollen Komponenten möglichst vollständig zu berauben. Die Moral der christlichen Kirche prägte über viele Jahrhunderte unseren Umgang mit Sexualität, vielerorts tut sie es bis heute. Der körperlichen Vereinigung wurde jede Art von Erotik geraubt und alle schöpferischen, lustvollen, fruchtbaren und dynamischen Elemente ausgemerzt.

Das Liebesspiel ist etwas Intimes, Geheimes zwischen den Partnern und so gesehen ist niemand berechtigt, auf diese Intimität einzuwirken oder gar ihren Ablauf zu bestimmen. Und doch geschah und geschieht es immer. Die Sexualmoral der Kirche hat unzählige Gewissen verbogen, erfülltes und leidenschaftliches Zusammensein nur in Ausnahmefällen (wie in der Hochzeitsnacht oder bei Kinderwunsch) erlaubt – zu anderer Zeit oder unter anderen Umständen war es sündhaft, verwerflich, triebhaft und teuflisch. Aus lustvollen Partnerspielen wurden eheliche Pflichten. Über Sex wurde nicht gesprochen, alles geschah heimlich. Es gab keine Aufklärung der Söhne und Töchter und so sind viele Frauen in jungen Jahren zu einem Kind gekommen und wussten im wahrsten Sinn des Wortes gar nicht, wie. Zeugung, Schwangerschaft und Geburt galten als archaisch und triebhaft – eine unreine Angelegenheit.

Doch diese Haltung steht im Gegensatz zur Grundeinstellung der Naturvölker, die Sexualität als etwas völlig natürliches betrachteten und sie nicht werteten. Während meiner Abende zum Thema „Aphrodisiaka für Frauen“ wurde mir bewusst, wie wichtig bis heute der gesunde Mittelweg ist: Ein offener, freier und humorvoller Umgang mit Sexualität würde uns so manches Problem ersparen. Schließlich sind wir vielseitig begabte Lebewesen und so sollten unser Leben und unsere Liebe sein: vielseitig – mal humorvoll, mal ernst, mal leidenschaftlich, mal zärtlich, ganz wie beide Partner es gerade wollen.

GEBURT UND SCHICKSAL DER VENUS

In der römischen Geschichte heißt sie Venus, in der griechischen Aphrodite, in der germanischen Freya – gemeint ist immer die gleiche: die Göttin der Liebe, der Erotik, der Schönheit, der Verführung, der Fruchtbarkeit, der Harmonie, der Kunst und der Ästhetik. Venus, Aphrodite und Freya symbolisieren das Weibliche schlechthin. In der christlichen Religion ist Maria für die weibliche Seite zuständig, nur dass ihr jegliche Erotik und Leidenschaft, sowie alles, was im entferntesten mit Lust zu tun hat, abgesprochen wurde.

Ich bleibe stellvertretend für alle bei Venus. Die Geschichten, die sich um die Herkunft von Venus ranken, sind zahlreich und sehr unterschiedlich, je nachdem, aus welcher Feder (oder besser: aus welchem Mund) sie stammten. Einige Autoren haben römische, griechische und germanische Götterwelten einfach gemischt, Venus mit verschiedenen Göttern liiert und ihr dann noch einen ganzen Bündel Kinder mit unterschiedlichen Zuständigkeitsbereichen zugesprochen. Allein in der griechischen Götterwelt gibt es so viele Verbindungen, Liebschaften und Affären, leibliche, untergeschobene, verstoßene und vergötterte Kinder, dass ein durchschnittlich gebildeter Mensch in Geschichte eine glatte Sechs schreiben würde, sollte er auch nur fünf Fragen aus diesem Beziehungschaos richtig beantworten müssen.

Die bekannteste Version zur Entstehung der Venus ist die schauerliche Geschichte von Zeus, der seinem Vater Kronos die Genitalien abgeschnitten und sie ins Meer geworfen hat. Daraufhin begann das Meer zu schäumen und diesem Schaum entstieg Venus, die Schaumgeborene.

Die schönste Darstellung der Geburt der Venus ist Botticellis Gemälde „Die Geburt der Venus“. Das berühmte, mehrere Quadratmeter große Bild hängt in den Uffizien in Florenz und ist absolut sehenswert! Botticelli malt eine wunderschöne Frau mit langem Haar und üppigen weiblichen Formen in einer Venusmuschel (sie wurde nach ihr benannt) am Ufer des Meeres. Venus wurde also aus dem Meer, dem Element Wasser in einer Muschel an Land getragen. Die Muschel steht symbolisch für das weibliche Genital, was Geruch und Aussehen betrifft. Im Volksmund ist diese Bezeichnung durchaus geläufig. Das Meer steht für die Seele, das Gefühl und die weiblichen Monatsblutungen. Wie das Meer wird auch die Frau vom Mond beeinflusst, wobei der Mond den mütterlichen Aspekten des Frauseins zugeordnet ist, Venus selbst den erotischen.

Eine weitere symbolische Erzählung aus dem Griechischen weiß von Fischen, die ein Ei an Land getragen haben (wieder aus dem Element Wasser), das dann von Tauben (Symbole der Harmonie und des Friedens) bebrütet wurde. Aus diesem Ei schließlich schlüpfte Venus.

Die Schönheit und der Liebreiz von Venus brachte es mit sich, dass sie von den Göttern zur Göttin der Liebe und zur Herrin der Menschenherzen erwählt wurde. Alle liebäugelten mit ihr, und wo sie auftauchte, stand sie im Mittelpunkt. Dass so eine holde Schönheit nicht lange allein durch den göttlichen Sphärenhimmel schwebt, ist verständlich. Sie wählte Mars zu ihrem Gemahl. Ausgerechtet diesen Haudegen, den Herren der Kriege und Kämpfe, der bekannt war für seine Leidenschaft, seinen Ehrgeiz und seinen Jähzorn, aber auch für seine Tatkraft und seine Willensstärke.

Die erotisch-leidenschaftlichen Nächte von Venus und Mars blieben nicht lange ohne Folge. Venus gebar Mars drei Kinder: Harmonia, Amor und Voluptas. Harmonia wurde zur Göttin der Harmonie (wie der Name schon sagt). Sie sorgt für einen friedlichen Umgang der Partner miteinander. Ihr Vater ist und bleibt aber Mars, und so wird eine hundertprozentige Harmonie nie erreichbar sein.

Venus' Sohn Amor ist der bekannteste ihrer Sprösslinge. Jede von Ihnen hat schon einmal seinen Pfeil zu spüren bekommen und ist in Liebe entbrannt (Können Sie sich noch erinnern?). Der Pfeil ist ein Attribut von Mars, das Verliebtsein das von Venus – und so zeigt sich hier verschmolzen in Amor, dass es Liebe ohne Leid nicht gibt, dass immer eines mit dem anderen verbunden ist. Noch dazu schalten Verliebtsein und Liebeskummer für eine gewisse Zeit den Verstand zugunsten des Herzens aus. Erst wenn das Gift von Amors Pfeil zu wirken nachlässt, empfindet das getroffene Opfer wieder normal.

Die Dritte im Geschwisterkreis ist Voluptas. Ihr Name bedeutet in etwa „den Sinnen unterworfen". Voluptas ist die Göttin der Prostitution und der Sexshops. Sie ist eher dem puren Sex als einer zärtlichen Erotik zugeneigt, immer ein bisschen pornografisch und vielleicht weiß sie auch, dass sich Männer mit gutem Sex beherrschbar machen lassen. Und zu allem Überfluss bringt Voluptas auch noch die Geschlechtskrankheiten.

Venus ist oft allein, da Mars mit seinen kriegerischen Auseinandersetzungen beschäftigt ist, und sich oft wochen- und monatelang im Schlachtfeld tümmelt. Die aufkommende Langeweile vertreibt sich Venus mit den Künsten, sie besucht Maler und Bildhauer, Goldschmiede und Schneider. Sie entspannt sich in duftenden Bädern, lässt sich mit betörend duftenden Ölen massieren und – wäre es damals schon möglich gewesen: Wir hätten Venus in den Straßencafes gefunden, gepflegt, mit edlen Klamotten und einer Top-Frisur, behängt mit passendem Schmuck und den allerneuesten, sündhaft teuren Schühchen an den zierlichen Füßen …

Es blieb nicht lange aus, dass sich Venus neu verliebte – war das doch ihr ureigenster Aufgabenbereich. Sie verlor ihr Herz an Adonis, einen unwiderstehlichen Jüngling. Schlank und hoch gewachsen, haarlose Brust und blonde Löckchen, die das bartlose Gesicht mit den hellen Augen umrahmen. Venus war hoffnungslos verloren. Sie war Adonis hörig, sie vergaß sich selbst (und die Kinder, und den Haushalt und den Mars-Gatten). Ihre Opferbereitschaft und ihre Fähigkeit zur Hingabe waren nur noch auf diesen zarten Jüngling hin ausgerichtet. Haushalt, Kindererziehung, gesellschaftliche Verpflichtungen im Götterhimmel waren vergessen: Kam Adonis durch die Tür, gab es nur noch ihn. Adonis hatte selbst viele venusische Züge, er war ein Schwärmer, ein Träumer und hoffnungslos romantisch. Venus hat ihre Untreue lange verheimlicht, denn sie konnte durch ein Bad im Meer ihre Jungfräulichkeit wieder herstellen.

Im römischen Götterhimmel gab es Intrigen und Verrat wie überall und so dauerte es nicht lange, bis Mars von Venus' Verhältnis zu Adonis Wind bekam. Mars war im Gegensatz zu Adonis ein Mann der Tat, noch dazu war er eifersüchtig. Er verwandelte sich in einen Eber und ohne lange herum zu fackeln, tötete er Adonis. Adonis kam wie alle Toten damals in die Unterwelt, da konnte Venus so flehentlich bitten und verzweifelt betteln wie sie wollte: Es war kein Zurück möglich. Der Gott der Unterwelt aber ließ sich von Venus doch ein Stück weit betören und gestand ihr ein wenig Trost zu. An der Stelle, an der das Blut von Adonis auf die Erde gefallen war, sollte künftig jedes Frühjahr eine Blume wachsen: das Adonisröschen.

VENUS UND MARS

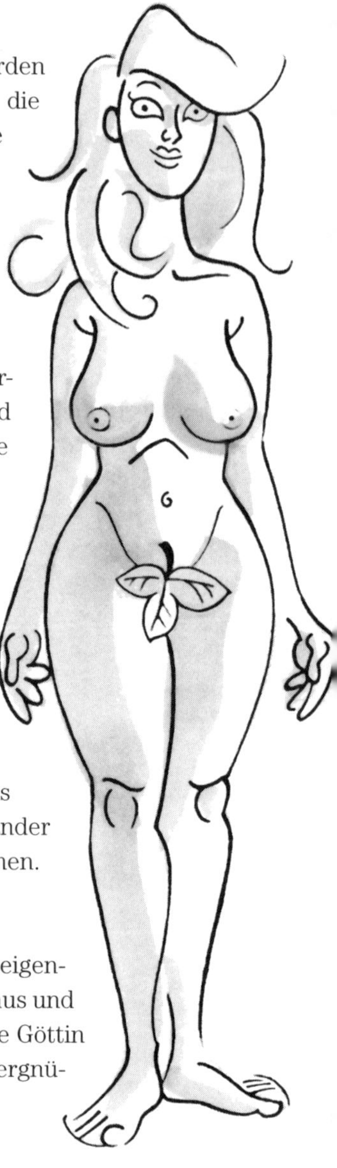

Es widerstrebt mir sehr, sechs Milliarden Menschen in zwei Gruppen zu teilen: die Venustypen – alle weiblich, und die Marstypen – alle männlich. Das haben schon viele Autoren vor mir getan. Auch bekomme ich während meiner Vorträge und Seminare Rückmeldungen wie: „Mein Mann ist überhaupt nicht Mars. Er ist feinfühlig, überaus kinderlieb, ein hervorragender Koch und Hausmann und wäre es ihm möglich gewesen, er hätte die Kinder gestillt.“

Sicherlich gibt es keinen einzigen reinen Mars-Mann und keine einzige reine Venus-Frau. Es eignen sich diese beiden Planeten allerdings gut, um die typisch weiblichen und männlichen Eigenschaften zu beschreiben, um vor allem in Bezug auf Sexualität und Erotik Verständnis für das jeweils andere zu wecken, damit wir von einander lernen können und uns besser verstehen.

Charakteristik der Venus

Was sind nun die klassischen Venuseigenschaften? Aus der Geschichte von Venus und Mars wissen wir schon, dass Venus die Göttin der Liebe, der Schönheit und des Vergnügens ist. Folglich ist Venus attraktiv und charmant und wirkt auf Männer erotisch-verführerisch. Venus unterstreicht das mit eleganter Kleidung, dezenter Kosmetik und einer geschmackvollen Wohnungseinrichtung. Der blütenreiche Garten einer Venusfrau lässt alle vor Neid erblassen. Sie liebt feines Essen bei Kerzenschein, ist großzügig in allen Dingen und die körperliche Liebe ist für sie eine Angelegenheit, der sie offen, lustvoll und mit viel Humor begegnet.

Die Schwierigkeiten der Venus ergeben sich aus ihren guten Eigenschaften. Hat eine Frau zu viel Venus, ist sie verschwenderisch, dem Luxus zugeneigt, liebt Affären mit anderen Männern als dem eigenen und scheut sich dabei nicht, Beziehungen zu zerstören. Sie ist in allen Dingen unersättlich und gierig, überheblich und arrogant.

Frauen mit zu viel Venus werden dieses Büchlein kaum brauchen – sie werden es davon abgesehen auch gar nicht erst kaufen. Der überwiegenden Zahl der heutigen Frauen fehlt aber Venus mehr oder weniger. Vor allem fehlt sie Frauen, die in marsisch-männlichen Berufen arbeiten, sie fehlt nach langjährigen Partnerschaften oder nach den Wechseljahren. Auch inmitten einer Kinderschar können Frauen ihre venusischen Eigenschaften nur eingeschränkt leben und der eher saturngeprägte, strukturierte, planmäßige Tagesablauf gewinnt die Oberhand.

Viele Frauen hätten gerne mehr Venus in ihrem Leben und schauen deshalb erwartungsvoll auf den auch nur noch leicht marsisch angehauchten Partner. Der möge sich doch bitte endlich verändern. Er soll die venuslose Dame in selbst gestrickten Socken und ausgebeulten Trainingshosen leidenschaftlich umschwärmen, auf das zerknitterte T-Shirt zartes Geschmeide hängen und sie auf Legosteinchen und Puzzleteilchen zu erotischen Höhenflügen führen …

Liebe Leserinnen, wenn wir mehr Pepp in unsere Beziehung bringen wollen, müssen wir bei uns selbst anfangen. Wir wissen ja schon, dass Venus den Männern ohne viel Zutun den Kopf verdreht und sie zu amourösen Höchstleistungen anspornt. Der Rest des Buches handelt davon, wie das für jede von uns funktionieren könnte.

Venus-Bad

Pflegendes Mandelöl und das Öl aus den Kernen der Hagebutte (Rosa moschata) sorgen dafür, dass sich Ihre Haut nach diesem Bad zart, weich und samtig anfühlt. Die ausgewogene Komposition feiner, ätherischer Öle stärkt das Selbstbewusstsein und das Vertrauen auf die Kraft der eigenen erotischen Ausstrahlung. Venus fühlt sich angenommen und beflügelt die Phantasie. Das Bad weckt neue Lebensfreude und sinnliche Sensibilität. 2 Esslöffel oder auch etwas mehr ins einlaufende Badewasser gießen.

(BEZUGSADRESSE SIEHE ANHANG)

Stellen Sie im Bad noch Kerzen auf und genehmigen Sie sich ein Glas Wein oder Sekt. Das Bad ist in erster Linie ein Geschenk an Ihre ganz persönliche Venus, und wirkt erst in zweiter Linie auf die Beziehung zwischen Mars und Venus. Erwarten Sie also nicht, dass Sie nach dem Bad vor Lust auf Sex aus der Wanne springen, Ihrem ahnungslosen Partner die Bierflasche aus der Hand schlagen, das Fußballspiel ausschalten und ihn verführen. Sie fühlen sich nach diesem Bad aber ein wenig wie Heidi Klum oder Naomi Campell. Genießen Sie es.

Venus-Duschgel

Dieses Duschgel enthält ähnliche Zutaten wie das Venus-Bad, und hat die gleiche Wirkung. Die Haut ist nach der Dusche weich und geschmeidig, denn das im Duschgel enthaltene Öl bleibt auf der Haut haften. Sicherlich wird frau versucht sein, sich jeden Tag mit dem Venus-Duschgel zu waschen. Eigentlich spricht auch nichts dagegen. Doch ein ständiger Reiz ist irgendwann kein Reiz mehr.

Und so sollte das Venus-Duschgel je nach Stimmung und Laune verwendet werden, nicht unbedingt zur alltäglichen Reinigung. (BEZUGSADRESSE SIEHE ANHANG)

Neben den pflegenden Venus-Produkten lässt sich auch mit Räucherungen oder mit ätherischen Ölen (SIEHE DORT) die eigene sinnliche Schönheit und die selbstbewusste Weiblichkeit fördern. (EINE DETAILLIERTE BESCHREIBUNG DES RÄUCHERNS UND DER RÄUCHERSTOFFE FINDEN SIE AUF SEITE 93)

Venus-Räucherung Nr. 1

(RÄUCHERMISCHUNG DER FA. BELLADONNA, HAMBURG)

Beschreibung des Herstellers: „Lebensbejahende, überschwängliche Kraft und Leidenschaft der Künste, Liebe, Partnerschaft, Heilung, Frauenmagie, betörende Schönheit, Gefühlswelt, kristallklares Wesen und Harmonie, Glück, Vergnügen, Freude, sexuelle Anziehungskraft und Herausforderung, Genuss des Lebens, sinnliche Bezauberung und Verführung." Diese Räucherung führt direkt zu Venus. (BEZUGSADRESSE SIEHE ANHANG)

Venus-Räucherung Nr. 2

(RÄUCHERMISCHUNG DER FA. ISIS-URANIA)

Beschreibung des Herstellers: „Süße Rosenblätter, vereint mit kostbarem Benzoe Siam und zarten venusischen Kräutern, bilden einen blumigen, verführerischen ätherischen Duft. Öffnet unsere Wahrnehmung für alles Schöne, Romantik, Liebe und Kunstempfinden finden Widerhall in unserer Seele. Ein Duft, der künstlerisch inspiriert und die kreativen Kräfte weckt. Die erotische Empfindungsfähigkeit erhöht sich. Ängstliche Gefühle und Verspannungen werden gelöst."

Ein herrlicher, blumig-zarter Duft – lässt unbeschreiblich weiblich fühlen. (BEZUGSADRESSE SIEHE ANHANG)

Charakteristik des Mars

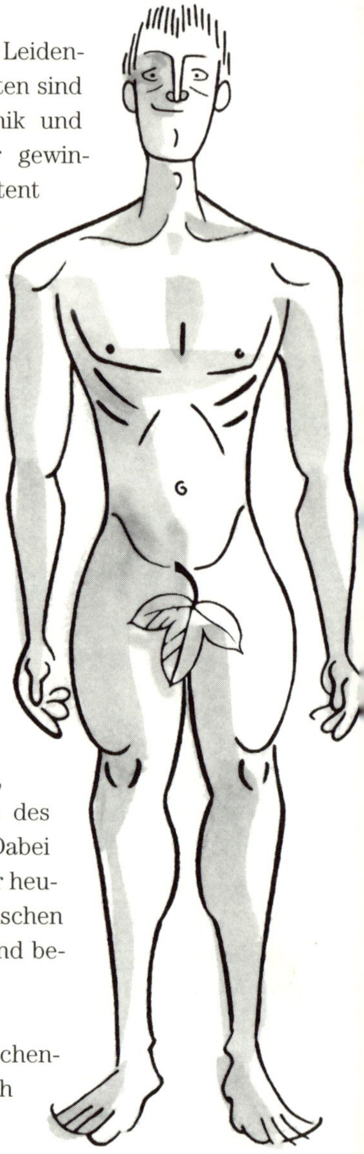

Mars ist der Gott des Krieges, der Leidenschaft. Seine positiven Eigenschaften sind Mut, Tatkraft, Tapferkeit, Dynamik und Willenskraft. Selbstsicher will er gewinnen und sich beweisen. Er ist potent und liebt leidenschaftlichen Sex. Mars ist ein Mann der Tat, er will handeln. Und zwar sofort. Er verteidigt was ihm lieb und teuer ist bis aufs Blut. Seine Entscheidungen sind klar und spontan, und er hält sich an sie (was Venus oft Schwierigkeiten macht, da sie sich nur schwer zu Entscheidungen durchringt und sich ungern festlegt). Die negativen Seiten des Mars sind Ungeduld, Hass, Sexgier, Streitsucht und Eifersucht. Viele Frauen meinen deshalb auch, dass man die meisten Männer vor marsischen Heilmitteln bewahren sollte, um die negativen Eigenschaften des Mars nicht noch zu verstärken. Dabei ist es gerade so, dass Männer in der heutigen Zeit ihre klassischen marsischen Eigenschaften nicht mehr leben und beweisen dürfen.

Die Auseinandersetzungen im zwischenmenschlichen Bereich haben sich von der körperlichen auf die intellektuelle Ebene verlagert. Das heißt, dass der Mann den Nachbarn, der sein Auto angefahren hat, nicht einfach umhauen darf, sondern sich verbal und vielleicht sogar über einen Rechtsanwalt (also gar nicht mehr persönlich) mit ihm auseinandersetzen muss. Völlig unnötig ist auch der Kampf mit Wölfen und Bären, um die Familie zu schützen oder die lebensgefährliche Jagd nach dem Elch, damit den Winter über alle satt werden. Wenn Mars nun gezwungen ist, sich im alltäglichen Leben ständig zurückzuhalten, dann soll er dies auch noch im sexuellen Bereich tun, da ihm ansonsten Gier und geifernde Lust nachgesagt wird. Demnach fühlt sich kaum mehr ein Mann richtig marsisch, er wird auch für klassisch marsische Leistungen nicht mehr gelobt, sondern eher verurteilt.

Extremsport ist für viele Marsianer eine Möglichkeit, die urtypischen Fähigkeiten Kraft, Mut und Stärke unter Beweis zu stellen, und dafür auch gelobt zu werden. Mars sucht Anerkennung, Mars liebt Auszeichnungen, Mars braucht Lob. Die in Mode gekommenen Trendsportarten wie Bungee-Jumping oder Free-Climbing sind klassisch marsische Mutproben und für viele ein Ersatz für fehlende marsische Entfaltungsmöglichkeiten im Alltag.

Wo Mars und Venus aufeinander prallen

Mars und Venus passen nicht zusammen. Hier ein ganz einfaches, alltägliches Beispiel: Eine dicke Spinne krabbelt im Wohnzimmer. Die Venus des Hauses ist entsetzt und ruft ihren Mars, er soll „irgend etwas tun“ (typisch Venus: keine konkrete Aussage). Dieser Aufforderung kommt Mars mit seinem Tatendrang gerne nach. Der Beschützerinstinkt erwacht und Mars schreitet zur Tat: Mit dem Pantoffel erschlägt er die Spinne, gerade bevor sie sich hinter den Wohnzimmerschrank retten kann. Stolz zeigt er seiner Venus die besiegte, platte Spinne am Pantoffelboden. Venus kreischt, weil er (ganz nach seiner Natur) die Spinne entschlossen erschlagen hat. Das war aus marsischer Sicht eine spontane, äußerst erfolgreiche Jagd. Mars, der das Problem seinem Wesen entsprechend erledigt hat, wird nun – statt gelobt zu werden – getadelt und als brutal hingestellt, dabei fühlt er sich als Retter und Beschützer und ist auf seine Tat eigentlich stolz.

Hier ein Rezept für ein Mars-Bad. Es wird die marsischen Fähigkeiten des Mannes steigern. Wie beim Venusbad darf man nicht erwarten, dass nach einer halben Stunde Brad Pitt oder Rambo aus dem Badezimmer poltert. Sollte es aber so sein, dass nach dem Bad eine leidenschaftlich-marsische Liebesnacht folgt, vergessen Sie eines nicht: Loben sie ihn, sagen Sie ihm, was für ein wunderbarer Liebhaber er ist. Es ist das beste Mittel für das Selbstbewusstsein Ihres Partners.

Adonis-Bad

Die Ölmischung im Adonis-Bad besteht unter anderem aus Distelöl und Avocado-Öl. Diese sind symbolisch gewählt. Das Distelöl schenkt uns eine stachlige, wehrhafte und damit sehr marsische Pflanze. Die Distel verkörpert Selbstbewusstsein und Kraft. Diese Eigenschaften stärken den Mars-Mann. Hinzu kommt das Öl der Avocado, die äußerlich dem Hoden ähnelt und der daher immer eine die Fruchtbarkeit und Manneskraft stärkende Wirkung zugeschrieben wurde. Dem Ölbad zugesetzt sind dem Charakter des Mars entsprechende ätherische Öle, die einen fein-herben Duft entfalten und die positiven marsischen Eigenschaften stärken. Die Komposition dieser Düfte verleiht dem Mann Selbstbewusstsein, sie schenkt ihm Würde und Souveränität. Er baut Stress ab und gewinnt neue Energie. Die Mischung wirkt anregend, inspirierend, motivierend und aphrodisisch. Sie weckt den Mann im Mann.

(BEZUGSADRESSE SIEHE ANHANG)

Adonis-Duschgel
Das Adonis-Duschgel enthält ähnliche Zutaten wie das Adonis-Bad und hat daher die gleiche Wirkung. Die Haut ist nach der Dusche weich und geschmeidig, denn die im Duschgel enthaltenen Öle bleiben auf der Haut haften. Auch hier wird, wie beim Venus-Duschgel, der Gedanke an eine tägliche Verwendung zugegen sein. Ein ständiger Reiz ist jedoch kein Reiz mehr, und so plädiere ich für eine Verwendung bei Bedarf, wenn man(n) sich ausgepowert und müde fühlt, vom Konkurrenzdruck erschlagen. Und das ist hoffentlich nicht täglich so. (BEZUGSADRESSE SIEHE ANHANG)

Neben den Körperpflegeprodukten lässt sich auch mit ätherischen Ölen (SIEHE DORT) und Räucherungen eine marsische Atmosphäre schaffen, die seine positiven Eigenschaften stärkt.

Mars-Räucherung Nr. 1
(RÄUCHERMISCHUNG DER FA. ISIS-URANIA)
Beschreibung des Herstellers: „Eine herbe, frisch und brennend duftende, feuerrote Räuchermischung, die ganz die Sphäre der Marskraft verkörpert. Schwarzer Pfeffer und rotes Drachenblut strahlen Kraft und Energie aus. Sie wirkt außerordentlich anregend und aktiviert die seelischen und körperlichen Energien. In Phasen der Kraftlosigkeit stärkt diese Räucherung. Leidenschaft und sexuelle Kraft werden angeregt. Hilfreich in Situationen, die Mut und Durchsetzungskraft erfordern."
Dieser herb-männliche Duft erinnert entfernt an männlichen Schweiß. Sehr gute Wirkung! (BEZUGSADRESSE SIEHE ANHANG)

Mars-Räucherung Nr. 2
(RÄUCHERMISCHUNG DER FA. BELLADONNA, HAMBURG)
Beschreibung des Herstellers: „Heldenmut, sexuelle Energie, Leidenschaft, Willenskraft, Führungsfähigkeiten, Tapferkeit, physische Stärke, Konzentration, Aggression, Heilung nach chirurgi-

schen Eingriffen, kämpferischer Instinkt, Schutz und defensive Magie, Wettbewerb." Diese Räucherung führt direkt zu Mars. (BEZUGSADRESSE SIEHE ANHANG)

GÖTTLICH-MENSCHLICHE BEZIEHUNGS-KISTEN

Körperliche Liebe in einer Beziehung ist ein ganz wesentlicher Teil des Miteinanders. Und ein schwieriger, denn am Sex sind nun mal in der Regel zwei Menschen beteiligt, noch dazu meist zwei so unterschiedliche wie Venus und Mars. Ändert sich die Häufigkeit, der Ablauf, die Qualität des körperlichen Zusammenseins, so ändert sich immer auch die Beziehung dieser beiden Wesen. Je nachdem, um welche Veränderung es sich handelt, wird die Beziehung intensiver, einseitiger, zur kameradschaftlichen Beziehung umgewandelt, oder beendet. Genau so auch anders herum: Wird die Beziehung durch äußere Umstände belastet, beeinflusst das auch unser Sexualverhalten. Erfolg und Glück, Krankheit und Alter – all das hat Einfluss darauf und spielt eine wichtige Rolle in unserem Leben.

Es kommt vor, dass Patienten mich um aphrodisische Rezepte bitten, weil ihre Beziehung gerade in einer Krise ist oder gar eine Trennung droht. Aphrodisiaka sind keine Paartherapeuten. Mehr Sex rettet keine kaputte Partnerschaft. Aphrodisiaka können wieder neuen Schwung in eine Beziehung bringen, aber sie retten sie nicht. In Krisenzeiten sind Aphrodisiaka sinnlos.

Um sich im körperlichen Zusammensein fallen lassen zu können, um offen reden zu können und freimütig Wünsche zu äußern, ist Vertrautheit zwischen den Partnern unabdingbar. In unserer Intimsphäre sind wir unserem Gegenüber ausgeliefert und besonders verletzlich. Falsch gewählte Worte, negative Äußerungen über Potenz, Schönheit, Geruch etc. hinterlassen bleibende, tiefe seelische Narben, die nicht selten das Sexualverhalten des Be- oder besser Ge-troffenen nachhaltig verändern. Nur wenige Männer und Frauen haben die Kraft, sich mit starkem Selbstbewusstsein über solche Verletzungen hinwegzusetzen. Meist ist erst durch einen neuen Partner, der einfühlsam und geduldig ist, eine Heilung möglich.

One-Night-Stands haben sicherlich ihren Reiz, denn sie verwandeln ein gerade erst entstandenes Glimmen in einer Nacht zur Feuersbrunst. Aber sie reduzieren Sex auch auf die rein körperliche, triebhafte Ebene der Lust. Leicht vermisst man dabei die in einer Partnerschaft durch schönen Sex ausgelöste Freude, Dynamik, das Gefühl des Zusammengehörens und des Verbundenseins. Die schöpferische, fruchtbare Kraft des Eros kommt am besten bei vertrauten Partnern zum Ausdruck.

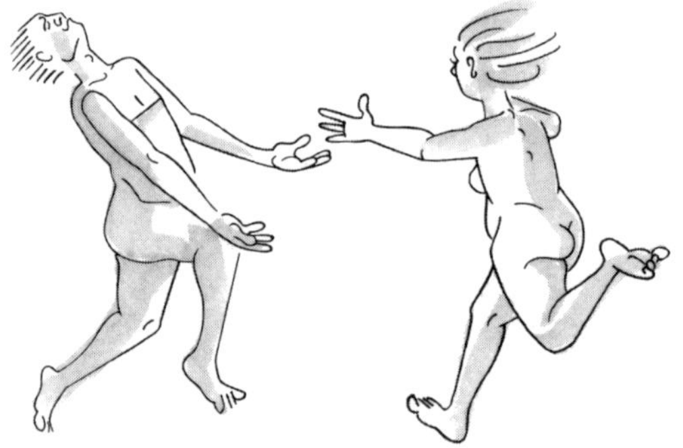

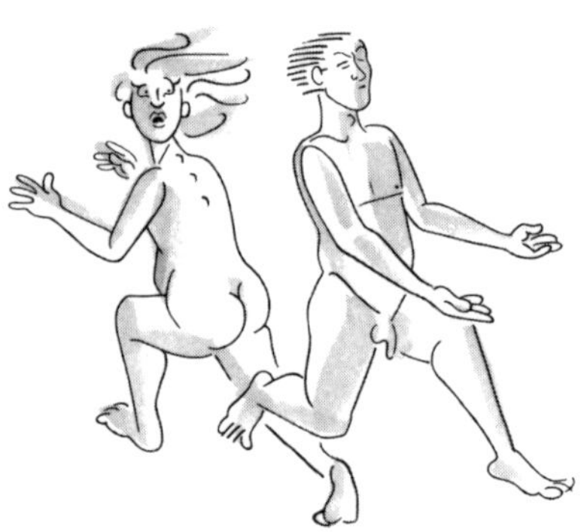

„Gib Dich Deiner Frau hin, und sie wird göttlich.
Gib Dich Deinem Mann hin, und er wird göttlich.
Die Göttlichkeit aller Dinge wird durch die Hingabe offenbar …" OSHO

Was unterscheidet nun hinsichtlich ihrer Sexualität die Frau vom Mann? Wenn wir erst einmal auf der körperlichen Ebene bleiben, so ist augenfällig: Männliche Lust ist äußerlich sichtbar, weibliche nicht. Das hat für beide Seiten Vor- und Nachteile. Einem jungen Mann ist ein erigierter Penis am Strand wohl eher peinlich. Eine junge Frau muss ihre Lust auf Körperlichkeit mit Gesten und Blicken zum Ausdruck bringen. Wobei diese feiner und zurückhaltender sind, als die der Männerwelt. Und so kommt es nicht selten vor, dass der Mann als lüsternes Wesen abgestempelt wird, und die Frau als prüde, lustlose Adamsrippe. Dabei versteht nur einer den anderen nicht.

„Kennen Sie den Ausdruck in den Augen einer Frau,
wenn sie Sex will?
Ich auch nicht." MIKE KRÜGER*

Frauen erwarten von den Männern, dass sie erspüren, was sie gerade möchten: ihre Lust, ihre Unlust, ihr Wunsch, sanft gestreichelt oder leidenschaftlich verführt zu werden etc. Die wenigsten Frauen bringen solche Wünsche verbal zum Ausdruck. Vor allem in langjährigen Beziehungen hat sich das alles längst eingespielt: immer die gleichen Gesten, immer der gleiche Ort, immer die gleiche Stellung …

*Bittrich, Dietmar: Böse Sprüche für Sie & Ihn. München, 2004.

Interessante Begebenheiten zu diesem Thema haben mir einzelne Damen berichtet. Sie sind Zeugnisse dafür, dass Sexualität nur mit Kommunikation funktionieren kann. Lesen und beurteilen Sie selbst:

„Ich habe geräuchert, was Feines gekocht und mit Hilfe der Mittelchen, die ich genommen habe, war ich in richtiger Stimmung. Dann kam er heim und fragte: ‚Warum hast du heute Abend so fein aufgekocht? Hab ich den Hochzeitstag vergessen? Oder den Geburtstag? Oder hast du einen neuen Job??' Ich antwortete: ‚Ach – einfach nur so.' – ‚Das ist aber lieb von dir', hat er geantwortet und mir über die Haare gestreichelt. Dann hat er alles aufgemampft und hat den Fernseher eingeschaltet. Worauf hin ich wütend zu Bett ging, ohne ein weiteres Wort zu verlieren."

„Ich habe einen wunderschönen Liebesroman gelesen und war so richtig erotisch beflügelt und konnte kaum erwarten, bis er nach Hause kam. Dann habe ich geräuchert und Kerzen aufgestellt – und dann kam er. Er war gestresst, da er an seinem Auto den Auspuff verloren hatte, und seine Klamotten waren verschmutzt. Er fragte: ‚Was in aller Welt stinkt hier so erbärmlich? (die Liebesräucherung). Du mit deinem Romantik-Wahn fackelst uns schon noch mal die Bude ab.' Daraufhin hab ich geheult und bin zu einer Freundin gefahren, um mich dort über den tumben Mann aufzuregen."

„Mein Partner hatte nur noch seine Werkstatt im Kopf. Wenn er abends heim kam, gab es ein kurzes Bussi und schon ging er in seine kleine Werkstatt. Kam er gegen Mitternacht dann endlich in die Wohnung zurück, war er todmüde und wohl nicht mehr so sehr auf Sex fixiert, denn es lief nur noch nach dem Schema: ‚Willst du noch, oder gehen wir gleich schlafen?' Letzteres wurde zur Regel. Und dann textet er nur

von einer Hilti-Bohrmaschine und seiner Hilti-Kreissäge … Ich schritt zur Tat. All das übliche Klimbim war für die Katz'. Und so habe ich mir ein breites, rotes Stoffband besorgt, auf das ich mit weißen Fäden HILTI gestickt habe. Dieses Band habe ich mir um den nackten Busen gebunden und bin zu ihm in die Werkstätte, mit der Bemerkung: ‚Diese beiden Geräte brauchen wieder mal eine intensive Wartung …' Das war die leidenschaftlichste, intensivste, erotischste Nacht, die man sich vorstellen kann. Und das zwischen Bohrmaschinen, Drehschlüsseln und Schraubendosen. Ich habe mir gelegentlich das HILTI-Band wieder um den Busen gewickelt – mit immer wieder bestem Resultat."

Da Frauen oft Probleme damit haben, ihre sexuellen Wünsche zu äußern, kann frau dafür ruhig auch mal verschlungene Wege wählen, wie etwa das HILTI-Busenband. Oder diesen: Eine Stelle aus dem Liebesroman fotokopieren, die eine schöne, leidenschaftliche oder zärtliche Liebesstunde beschreibt. Und diese Kopie dann mit Herz oder Kussmund und all den üblichen venusischen Zeichen versehen auf sein Kopfkissen legen. Wenn wir Frauen mehr Würze in unsere Beziehung bringen wollen, dann müssen wir das aktiv und deutlich zum Ausdruck bringen. Wie soll unser Partner eine Veränderung einleiten, wenn er gar nicht merkt, dass wir eine wollen?

Männer sind direkter in ihrer Art, den Wunsch nach Sex zu zeigen, was Frauen oft irritiert und sogar beleidigt. Doch entspricht die direkte Frage „Und – willst Du noch?" dem marsischen Prinzip, das gerne den offenen und direkten Weg wählt, während die Venus das Drumherum liebt, Zärtlichkeiten, Liebeserklärungen, kleine Aufmerksamkeiten.

„Das beste Aphrodisiaka für eine Frau ist ein Mann, der nach dem Essen das Geschirr abwäscht." CHER*

*Bittrich, Dietmar: Böse Sprüche für Sie & Ihn. München, 2004.

EROTIK UND SEX IN DEN MEDIEN

Es könnte der Eindruck entstehen, ich sei eine radikale Gegnerin der Medien. Zwar lebe ich inzwischen acht Jahre ohne Flimmerkiste, aber das heißt nicht, dass ich das Fernsehen grundsätzlich verurteile. Es geht mir im Folgenden lediglich darum, die Wirkung der Medien auf uns (und in unserem speziellen Fall auf unser Sexualverhalten) zu durchleuchten.

Filmemacher sind meist Männer. Und so tragen die meisten Filme männlich-marsische Züge – leider oft auch die negativen. Kraft und Stärke im Kampf und ums tägliche Überleben sind nicht mehr gefragt, und so werden marsische Eigenschaften systematisch unterdrückt. Um in den Medien dann wieder zu Tage zu kommen. Als negative Aspekte des Mars gibt es auf den Bildschirmen Mord und Totschlag in allen Variationen.

Mit dem Sex ist es ähnlich: Im marsischen Extrem beläuft sich das Vorspiel auf durchschnittlich etwa fünf Sekunden, gefolgt vom eigentlichen Akt mit einer Dauer von maximal zehn-komma-sechs Sekunden. Diese zehn-komma-sechs Sekunden sind zwar leidenschaftlich, aber vor dem Nachspiel wird schon wieder ausgeblendet. Da die Mehrzahl der Filme also marsisch-männlich geprägt sind, fördern sie primär die Lust des Mannes. Es ist neurologisch nachgewiesen, dass Erotikfilme (ob sie diese Bezeichnung überhaupt verdienen ist fraglich) bei Männern und Frauen unterschiedliche Areale im Gehirn aktivieren, und somit die Reaktionen auch sehr verschieden sind.

Dann gibt es die venusischen Filme. Schnulzige Romanverfilmungen, schmachtende Liebesgeschichten, gewaltfrei und ohne jeden Ansatz einer heftigen, derben Sexualität. Mehr noch: Meist endet der erotische Höhepunkt damit, dass das Paar im Schlafzimmer verschwindet, sich küsst und – Schnitt. Freie Fahrt für die Phantasie. Vor allem der venusischen Phantasie. Frauen erleben

Erotik und Sexualität vor allem auf der emotionalen Ebene und lassen sich auch auf dieser stimulieren. Während Filme dieser Art Mars nur ein gelangweiltes Gähnen entlocken, schmachtet Venus dahin.

Immer wieder berichten mir Frauen, dass es einen regelrechten Kampf ums Programm gibt, wenn solche Filme gesendet werden. Dabei sind gerade solche Schnulzen die besten Aphrodisiaka für Frauen. Sagen Sie ihrem Partner, wenn sie ein Liebesfilm erregt – vor allem ZEIGEN Sie es. Wenn er erfährt, dass der Rosamunde-Pilcher-Film ihm jedes Mal eine leidenschaftliche Liebesnacht beschert, dann holt er Ihnen die besten Streifen aus der Videothek.

Doch die marsisch-männlich geprägten Filme stehen im Vordergrund, und so manche Frau macht sich Gedanken darüber, ob sie es bei einmal Sex pro Monat in Missionarsstellung belassen darf, oder ob sie vielleicht einen Sexualtherapeuten aufsuchen sollte. Und so erwarten viele Patientinnen und Patienten von mir Rezepte, um die Quantität der Liebesakte zu steigern, anstatt auf deren Qualität zu sehen. Doch selbst wenn es sie gäbe, sie würden zu keiner echten Befriedigung führen.

DER KLEINE UNTERSCHIED – SEXUELLES ERLEBEN BEI MANN UND FRAU

Ich rege mich darüber auf, dass Männer über die sexuelle Lust der Frauen schreiben, ja ganze Lehrbücher zum Thema verfassen, obwohl sie keinen blassen Dunst davon haben, wie eine Frau körperlich fühlt. Und nun komme ich in die gleiche Lage, wenn ich über die körperliche Lust des Mannes schreiben soll. Auch wenn mein Mann und einige andere redefreudige Gesellen (die durchaus nicht allzu häufig anzutreffen sind...), mir alles akribisch genau beschrieben haben – für mich ist es Theorie. Der folgende Text ist deshalb unter den Argusaugen wachsamer Marsmänner entstanden.

Ein Mann kann ohne steifen Penis keinen Verkehr haben – also ist seine Erlebnisfähigkeit in sexueller Hinsicht von körperlichen Funktionen abhängig. Impotenz ist für den Mann daher nicht nur ein körperliches Versagen, sondern auch das AUS für den Orgasmus und den lustvollen Genuss. Ein Mann identifiziert seine Kraft und Stärke häufig mit seiner Potenz, seiner Manneskraft. Alle beruflichen und privaten Erfolge haben daneben nur einen geringen Wert. Die Potenz beeinflusst die Selbstsicherheit des Mannes und sein Selbstwertgefühl ganz erheblich. Männer fühlen sich bis ins hohe Alter als starke Männer, wenn die Potenz mitmacht. Wenn sie versagt, vermindert sich die Lebensqualität, die Lebenslust, der Antrieb und der Unternehmungsgeist – obwohl diese Dinge augenscheinlich nur indirekt mit der Potenz zu tun haben. So lässt sich erklären, weshalb die Männerwelt nach jahrzehntelanger Arbeit daran in einen Freudentaumel stürzte, als endlich Viagra auf den Markt kam. Nun gibt es also ein Mittel, das den Mann zuverlässig und ohne Altersbegrenzung potent macht. Viele Frauen verdrehen angesichts dieser phantastischen Neuentdeckung die Augen und rufen nach einem Gegenmittel. Denn der unbegrenzt potente Mann verlangt nach einer immer bereiten Frau.

Dabei geht es nicht in erster Linie um das WIE OFT, sondern um das ÜBERHAUPT Können. Wenn Männer ihre Potenz dank Viagra zurück gewinnen, werden sie sich nicht nur körperlich wieder fühlen können, sie werden auch herausgerissen aus einem vernichtenden Kreislauf aus Versagensängsten, Identitätskrisen, Selbstzweifel und Minderwertigkeitskomplexen. Schon allein aus diesen Gründen ist die Erfindung von Viagra (und den Folgepräparaten Cialis und Levitra) meiner weiblichen Ansicht nach eine der wertvollsten Erfindungen in der Medizin. Es gibt jetzt etwas, was den Mann wieder ganz Mann sein lässt: Er kann, wenn er will. Dafür darf die Pharmaindustrie schon ihre drei Milliarden Euro Umsatz jährlich mit Viagra machen und wir ignorieren auch die Nebenwirkungen lächelnd. Ein wesentlicher Aspekt, der darüber hinaus für Viagra spricht ist die Tatsache, dass durch die Entdeckung des blauen Goldes (die Tablette ist blau), viele andere dubiose Potenzmittel vom Markt genommen werden, oder zumindest erheblich an Attraktivität verlieren: wie zum Beispiel Nashornpulver.

Sildenafil, der Wirkstoff des Viagra, fördert die Durchblutung der Genitalregion, vor allem des Penis, und vermindert gleichzeitig den venösen Rückfluss des Blutes. Diese Kombination lässt den Penis steif werden. Natürlich ist für diesen Vorgang wie bisher auch ein sexueller Reiz notwendig, Viagra ist keine biochemische Hydraulikpumpe.

Die Statistik: Wie oft und wie?

Nichts lässt sich leichter fälschen als die Statistik. Vor allem im erotischen Bereich wird gelogen, was das Zeug hält. Und wer will bestimmen, wie oft wir Lust haben müssen? Wer bestimmt das Mittelmaß? Prompt gehen da die Statistiken kilometerweit auseinander. Es ist auffallend, dass Männer weit häufiger Sex haben als Frauen. Eine unüberbrückbare Diskrepanz: Mit wem haben die Männer denn so viel Sex, wenn nicht mit den Frauen? Könnte es sein, dass Männer dazu neigen, sich beim Zählen der Sexfrequenz zu verrechnen, zu ihren Gunsten, denn das wertet ihr klassisches Selbstverständnis ja auf : viel Sex – viel Mann. Es ist nicht schwer, die Aussagekraft der Statistiken in Frage zu stellen. Deshalb nenne ich an dieser Stelle auch keine Zahlen, denn sie stimmen sicher nicht.

Nahezu jeder würde gern von sich behaupten, er oder sie sei ein guter Liebhaber, eine gute Liebhaberin. Und so vergleichen wir Statistiken mit unserem Sexdurchschnitt und lesen Bücher, die uns akribisch genau beschreiben, wie man(n) oder frau was tun muss, um in der körperlichen Liebe perfekt zu sein. Die allermeisten dieser Werke behandeln den rein körperlichen Sex. Die Vielfalt des Liebesspiels wird auf messbare und machbare Größen reduziert. Echte Erotik ist nicht zugegen. Auch die Wissenschaft verkabelt und vermisst alle körperlichen Funktionen während des Geschlechtsakts, um auf der Grundlage der Ergebnisse Mittel zu finden, mit denen man(n) die Lust fördern kann. Dabei bleibt es dann – Eros, wo bist du?

Es entsteht der Eindruck, dass uns vor allem die Pharmaindustrie weis machen will, dass wir krank sind, wenn wir nicht ständig können (er) und vor allem nicht ständig wollen (sie). Und dazu noch die Medien ... Das Problem des Mannes ist dank Viagra schon gelöst, jetzt kommt der schwierigere Teil: Wie bringe ich (medikamentös, versteht sich) eine Frau dazu, dass sie Lust hat? Und das optimalerweise ständig? Eine Pille, die uns Frauen die Jeans vom Hintern reißt? Das Nymphomaninnen-Dragee?

Viagra wurde natürlich auch bei uns Frauen ausprobiert, und es kam tatsächlich zu einer vermehrten Durchblutung des weiblichen Genitals, nur dummerweise wurden wir Frauen dadurch nicht automatisch lust-ig. Das mit der Durchblutungsförderung allein haut also nicht so recht hin. Doch die Forschung ist nicht müde und erprobt zur Zeit den Wirkstoff Alprostadil, der auf das weibliche Genital aufgetragen die Durchblutung und damit auch die Lust fördern soll. Wenn es bei der Luststeigerung der Frau wirklich nur auf die Durchblutung ankäme, dann müsste es in den Saunen zu Massenorgien kommen. Auch die beheizten Marmorsitzbänke in vielen Hallenbädern würden Frauen sofort in ekstatische Zustände versetzen. Die Hersteller von Heizkissen haben es bisher ebenfalls versäumt, in den Gebrauchsanweisungen darauf hinzuweisen, dass es zu aphrodisischen Nebenwirkungen kommen kann. Sogar die Suche nach dem G-Punkt wurde inzwischen aufgegeben, da ihn viele selbst mithilfe eines detaillierten Lageplans nicht finden konnten.

Es wird uns eingetrichtert: Wenn Männer immer können, müssen Frauen immer wollen. Und so wird verzweifelt gesucht, was Frau in haltlose Lust treiben könnte – körperliche Lust, wie gesagt. Neben dem wenig Erfolg versprechenden Alprostadil ist zurzeit noch das Nasenspray PT-141 im Gespräch. Es soll die Melanocortin-Rezeptoren im Gehirn der Frau stimulieren und Venus in ein haltloses, sexgieriges Biest verwandeln. Das DHEA (Dehydroepiandosteron), ein Hormon der Nebenniere, hat unter anderem den Effekt, dass es gute Laune macht und Lust auf Sex – aber nur dann, wenn die Produktion von DHEA auf KRANKHAFTE Weise reduziert ist. Eine gesunde Frau verspürt nicht unbedingt mehr Lust, wenn sie DHEA verabreicht bekommt. Also noch ein absehbarer Flop.

Testosteron – das männliche Hormon, das in geringem Maße auch im weiblichen Körper gebildet wird, würde angeblich ebenso die Lust der Frau fördern. Wissenschaftlich nachgewiesen ist das nicht. Und trotzdem wird es vor allem in Amerika unzähligen Frauen verpasst, damit wieder mehr Leben unter die Bettdecke kommt. Nebenwirkungen wie vermehrter Bartwuchs, Aknepusteln, Zyklusstörungen und psychische Veränderungen müssen in Kauf genommen werden.

Es ist bisher also noch nichts wirklich Erfolg versprechendes auf dem Markt, was uns Frauen lustig machen würde. Außerdem:

Eine Pille schluckt nur, wer sich krank fühlt. Und nur Krankheiten, die sich benennen lassen, finden Beachtung in der Bevölkerung. Wenn eine Frau glaubt, sie sei lustlos und frigide, kann sie immerhin einen Test durchlaufen. Zum Beispiel den PFSF-Test. Bedeutet: Profile of Female Sexual Function. In diesem Test muss sich die Frau selbst einschätzen zu Themen wie: Begehren, Orgasmus, sexueller Selbstwert, Ängste usw. Wenn von welcher Stelle auch immer dieser Test ausgewertet wurde, kann Frau die wissenschaftlichen Antworten auf ihre Frage „Frigide oder nicht?“ selbst lesen. Aber: Wer bildet ein Urteil? Wer setzt die Maßstäbe?

Unabhängig von diesem und anderen Tests gibt es inzwischen zwei medizinische Begriffe für „Null-Bock-auf-Sex“. Klingender nennt sich dieses Phänomen HSDD-Syndrom: Hypoactive Sexual Desire Disorder, oder (noch melodischer) FSD: Female Sexual Dysfunction. Überraschen Sie Ihre Freundinnen beim nächsten Kaffeeklatsch mit Ihrer neuen Krankheit: Leute, ich habe HSDD bzw. FSD. Den Damen werden die Kuchenbrösel im Hals stecken bleiben, denn sie werden dahinter sicher etwas Lebensbedrohliches vermuten. Wenn Sie sie jedoch aufgeklärt haben, werden Sie feststellen: HSDD und FSD ist hochinfektiös. Mindestens die Hälfte der Damen hat es auch schon – rein statistisch jedenfalls.

Viagra für die Frau wird es nie geben. Frauen erleben Sexualität emotional. Rein körperlich betrachtet sind sie nahezu jederzeit bereit, das Erleben von sexueller Lust ist von keiner körperlichen Funktion direkt abhängig. Wenn Frauen Probleme mit der Lust haben, hängt dies beispielsweise mit ihrem Selbstwertgefühl zusammen, mit Minderwertigkeitskomplexen oder mit Problemen in der Partnerschaft. Die Lust der Frau wird lange vor dem eigentlichen Sex gefördert oder abgetötet.

Kleine Aufmerksamkeiten, liebevolle Komplimente, zärtliche Gesten sind die wirksamsten Aphrodisiaka für die Frau. Diese Dinge gibt es nicht in Pillenform. Vielleicht sollten Männer einmal die bei Frauen so beliebten Liebesromane lesen. Die Autoren sind fast durch die Bank weiblichen Geschlechts und so findet man in diesen Büchern oft die besten Aphrodisiaka für die Frau. Der kleine Zettel mit der Liebeserklärung beispielsweise, den sie seither in ihrem BH mit sich trägt und der sie so heiß macht, dass er fast eine Brandblase hinterlässt. Oder die getrocknete Rose des Liebhabers, die selbst nach zwanzig Jahren noch erotische Gefühle weckt, wenn man sie nur betrachtet – welche Pille schafft das?

Um Sie wieder weit von Statistiken und Forschungsergebnissen wegzuholen, ein ganz einfacher Vergleich: Der Sexualtrieb ist uns angeboren, wie alle anderen überlebenswichtigen Triebe. Wir haben nicht ständig Durst, wir treiben nicht ununterbrochen Sport, wir essen nicht ständig, wir lachen nicht ständig und so haben wir eben auch nicht permanent Lust. Ständig Lust zu haben wird in der Medizin als Nymphomanie bezeichnet. Das Wort meint die vermehrte Lust der Frau – verwunderlicherweise gibt es keinen medizinischen Ausdruck für übertrieben männliches Verlangen. Plötzlich ist der Zustand der Nymphomanie gewollt, sollen die Frauen zu Nymphomaninnen mutieren. Ein krankhafter Zustand wird für erstrebenswert gehalten. Hoffentlich durchschauen viele Frauen diesen Wahnsinn.

JA ZUM NEIN

Wenn wir den Mars mit seinen klaren Aussagen und seinem Tatendrang zum Vergleich heranziehen, ist das Fordernde des Mannes fast schon erklärt. Frauen haben bei direkten Aufforderungen zum Sex häufig ein NEIN parat, da sie nur selten in der Lage sind, sofort und auf der Stelle erotische Gefühle zuzulassen. Sie erwarten ein Umwerben, ein flirtähnliches Vorspiel.

Frauen beurteilen guten Sex ein gutes Stück weit von der emotionalen Seite. Für Frauen sind erotische Stimuli daher häufig auf der Gefühlsebene zu finden. Ein schmachtender Liebesfilm, ein selbst gepflückter Blumenstrauß vom Partner, eine Rose auf dem Kopfkissen … Männer bevorzugen die direkte Art und provozieren damit häufig eine vorschnelle Ablehnung. Viele meiner Patientinnen beklagen das. Sie wünschen sich ein anderes Verhalten vom Partner. Das Romantische, Verspielt-Verführerische ist aber nun mal nicht die Stärke von Mars, und daher müssen wir ihm entweder ganz klar sagen, was wir uns wünschen, oder auf kleine, liebevolle Gesten von ihm, die uns erotisch beflügeln, auch reagieren und sie dadurch verstärken.

„Frauen brauchen immer einen guten Grund, um Sex zu haben. Männer brauchen nur einen guten Platz.“ BILLY CRYSTAL*

Es lässt sich nicht vermeiden, dass in erotischen Beziehungen, immer mal wieder ein NEIN fällt oder fallen muss. Sich dem anderen nur hinzugeben, weil dieser es will, vergiftet eine Partnerschaft. Ein NEIN in der Liebe ist aber sehr verletzend, da wir uns damit als gesamte PERSON abgelehnt fühlen. Es ist wichtig, dem NEIN etwas Positives vorauszuschicken, um den Partner nicht unnötig zu kränken. Zum Beispiel so: „Ich liebe den Sex mit dir und ich genieße ihn. Aber ich bitte dich um Verständnis dafür, dass ich heute

*Bittrich, Dietmar: Böse Sprüche für Sie & Ihn. München, 2004.

nicht in der Stimmung dazu bin.“ Wenn wir – vor allem wir Frauen – ein klares NEIN formulieren und uns abgrenzen können, sind wir auch in der Lage, in entsprechenden Momenten JA zu sagen. So werden Erotik und Leidenschaft zu einem besonderen Erlebnis.

Das WO

Im Bett ist Sex am schönsten – oder besser gesagt: am bequemsten. Aufregend allerdings wird es beim Ortswechsel. Das muss ja nicht gleich die Parkbank sein. Es reicht schon das Sofa, oder der Küchentisch, oder die Badewanne. Sex außerhalb der Betten hat immer etwas Besonderes und ist meist leidenschaftlicher als auf der weichen Matratze. Vor allem in langjährigen Beziehungen kann so ein „Ortswechsel“ wieder mehr Esprit bringen. Rückenschmerzen, Überschwemmungen oder Verrenkungen sind zwar als Nebenwirkung bekannt, werden aber gern hingenommen.

Das WANN

Laut Umfrage einer bekannten deutschen Frauenzeitschrift hat sich bei mehr als der Hälfte aller Paare nicht nur der Ort des Geschehens gefestigt, sondern auch der Zeitpunkt. Samstag Abend nach dem 20-Uhr-15-Spielfilm ist die bevorzugte Zeit und zwar unabhängig davon, was um diese Zeit gesendet wurde. Samstag Abend 22-Uhr-15 ist die Hölle los in Deutschlands Schlafzimmern.

Wie wäre es mal mit Samstag Nachmittag 14-Uhr-30? Oder Dienstag Morgen 5-Uhr-10? Alles, was eine Routine durchbricht, bringt wieder mehr Leidenschaft. Der gleiche Sex zu einem anderen Zeitpunkt ist plötzlich wieder besonders. Und auch hier sind – vor allem in langjährigen Beziehungen – die Frauen gefragt. Denn wie häufig haben die Männer schon ein NEIN erhalten außerhalb der Sprechzeiten?

Sehr heilsam für eine Paarbeziehung ist es auch, den Fernseher für mindestens zwei Wochen zu verbannen. Anfangs weiß man vielleicht nicht so recht, was man anfangen soll mit seiner neu gewonnenen Zeit und starrt wie bei Loriot einfach so in die Fernsehecke. Es muss ja auch nicht unbedingt Sex sein, der jetzt die zwei Stunden des üblichen Abendspielfilms ausfüllt. Vielleicht fangen auch Sie an, mit Ihrem Partner wieder mehr zu reden – und tragen dazu bei, den deutschen Durchschnitt von acht bis 15 Minuten Konversation täglich zwischen Paaren nach oben zu schrauben. Sie könnten die Spielkarten entstauben und die Spiele-Sammlung wieder in Gebrauch nehmen. Und dann sind der Phantasie keine Grenzen mehr gesetzt, wer was tun muss oder darf, wenn er gewinnt oder verliert.

Wenn ein Paar morgens aus dem Haus geht, wechselt es in der Regel nur wenig Worte, kommen beide abends zurück, so wird vielleicht noch zusammen gegessen und dann läuft der Fernseher – oft nur so nebenbei. Doch lenkt er trotzdem ab, früher oder später setzt man sich davor, schaut sich nicht gegenseitig an sondern stumm nebeneinander her in Richtung Flimmerkiste. Stundenlang. Die Erfindung des Fernsehens war der größte Kommunikationskiller aller Zeiten, denn es gibt nur sehr wenige Menschen, die wirklich bewusst mit diesem Medium umgehen können.

Die Qualität einer Beziehung ändert sich wesentlich, wenn nur an bestimmten Tagen der Fernseher läuft, und die anderen Tage dazu genutzt werden, um mit dem Partner zu reden, zu spielen oder anderen Freizeitaktivitäten nachzugehen. Wie fremd einem der andere ist, merkt man dann oft nicht mehr nur im Urlaub, wo man plötzlich 24 Stunden Zeit für einander hat und mangels Training gar nicht mehr weiß, was man in dieser Zeit reden oder tun soll. Wie viele Paare sitzen im Restaurant, essen fein, trinken Wein – und schweigen sich an. Sehen aneinander vorbei.

Kommunikation ist Übungssache. Wenn wir uns für unseren Partner interessieren, mit ihm Gedanken austauschen, mit ihm gelegentlich etwas unternehmen, dann bleibt die Beziehung lebendig, und auch die Erotik, das Knistern zwischen Venus und Mars bleibt erhalten oder kehrt in die Beziehung zurück.

GEHEIMNIS DER SCHÖNHEIT

„Schönheit ist keine Qualität, die in den Dingen steckt – sie existiert nur im Auge des Betrachters.“ SPRICHWORT

Wer kennt sie nicht, diese Frauen, die nahezu jeden Mann verführen können, wenn Sie wollten. Auch ich kannte so eine in meiner Jugend. Und wie sah sie aus? War sie die personifizierte Schönheit? Folgten ihr alle Blicke? Ja. Aber sicher nicht wegen ihres Äußeren, das sich (sie möge mir verzeihen) in keinster Weise mit dem geltenden Schönheitsideal messen konnte. Weder die Form des Gesichts, noch die Figur, noch die Haare. Aber sie hatte Venus. Sie war Venus. Ihre Ausstrahlung und ihr verführerisches Charisma waren völlig losgelöst von ihrer äußeren Erscheinung.

Schöne Frauen haben nicht automatisch viel von Venus. Es gibt Models, die zwar schön sind, aber die keinen Mann wirklich vom Hocker reißen. Dann haben wir Schauspielerinnen, die zu einem Schönheitswettbewerb nicht einmal zugelassen würden, und doch verzaubern sie mit ihrer erotischen Ausstrahlung.

In unseren Köpfen ist verankert, dass Schönheit auch die Qualität der Partnerschaft und vor allem der Sexualität verbessert. Dabei hat sie keinen Einfluss darauf. Vielleicht ein wenig in jungen Jahren, doch Schönheit ist vergänglich. Nicht aber venusische Ausstrahlung. Sie kommt von innen und wenn sie an Wirkung verliert kann frau sie in jedem Alter wieder wach rütteln.

Wenn wir älter werden, sind wir bemüht, unseren Körper in jugendlicher Form zu bewahren. Wir orientieren uns an abgeklatschten Schönheitsidealen, quälen uns mit Diäten, kaufen teure, völlig sinnlose Anti-Aging-Pillen und legen uns schlimmstenfalls sogar unter das marsische Messer, um der äußeren Hülle neue Jugendlichkeit zu verpassen. Irgendwann aber passt das Alte mit dem Neuen nicht mehr zusammen, denn ein Ganzkörperlifting steht noch nicht auf der Angebotsliste der Schönheitschirurgen. Und so verraten der faltige ehemalige Schwanenhals und das gefältelte Dekoltee nun doch das wahre Alter und vermittelt dem Betrachter ein Bild der Disharmonie, das von Schönheit und erotischer Weiblichkeit kilometerweit entfernt ist.

Ich kenne zwei Frauen, die Venus fast in Reinform vermitteln: K. ist 67 Jahre alt, S. 65. S. hat freche, eigene, schneeweiße Locken, ihre gealterte Haut hat sie nicht geliftet und nicht geschminkt, nur ein wenig Wimperntusche und ein dezenter Lippenstift unterstreicht das ausdrucksvolle Gesicht. Was ist das Geheimnisvolle dieser Frauen? Zum einen achten sie sich selbst, sie finden sich vor allem selbst erotisch, wissen um ihre Ausstrahlung und sind auch darum bemüht, diese zu bewahren. Jedoch nicht mithilfe von Medikamenten oder Schönheitschirurgen, sondern mit einer offenen, gesunden Lebenseinstellung und Lebensweise. Beide haben wohlgeformte Brüste und Hüften und pfeifen auf die Schönheitsideale. Sie genießen trotz vieler Arbeit ihr Leben in jeder Hinsicht. Beide wollen keinen Tag jünger sein.

An dieser Stelle komme ich nicht umhin, einige Worte zum Thema Hautalterung zu verlieren, denn mein eigentliches Fachgebiet ist die Dermatologie. Vereinfacht dargestellt verläuft die Alterung der Haut wie folgt: In den Kollagenfasern der Haut wird Wasser eingelagert. Damit dieses Wasser bei Belastung nicht herausgequetscht wird, haben wir die Proteoglykane, die das Wasser in den Kollagenfasern des Bindegewebes halten. Kollagen selbst baut sich kaum um und hat nur eine sehr geringe Stoffwechseltätigkeit. Die Proteoglykane hingegen unterliegen einem ständigen Auf- und Abbauprozess. Im Lauf des Lebens nun verlangsamt sich der Aufbau dieser Proteoglykane, was bedeutet, dass die Haut nicht mehr in der Lage ist, so viel Wasser wie vorher zu speichern. Sie wird welk. In welchem Alter die Faltenbildung beginnt, und wie viele Falten es werden, wird primär vererbt. Es gibt jedoch

Faktoren, die diesen Prozess noch beschleunigen können.Viele Kosmetikprodukte versprechen uns ewige Schönheit und Jugend, obwohl die Bestandteile der teuren Pflegeprodukte, wie etwa Kollagen, nicht einmal in Bruchstücken in der Lage ist, tiefere Hautschichten zu erreichen. Das wäre auch eine Katastrophe für unser Immunsystem, denn unsere Haut ist primär dafür zuständig, das Eindringen körperfremder Stoffe zu verhindern, und dazu gehört auch Kollagen. Nicht einmal bis zur Hälfte der Hornschuppenschicht der Oberhaut kann Kollagen eindringen, ebenso wenig die Proteoglykane. Je mehr Stoffe in einer Schönheitscreme enthalten sind, umso mehr Abwehrleistung wird von der Haut verlangt, was die Haut unter Stress setzt. Der Alterungsprozess wird demnach durch vermehrte Anwendung von Kosmetikprodukten eher gefördert als verhindert, ebenso wie durch zu intensive Sonnenbestrahlung. So gilt hier wie dort die Devise: Weniger ist mehr.*

Gibt es denn natürliche Mittel, um länger jung und schön zu bleiben und dabei nicht überzogen künstlich jung zu wirken? Es gibt sie, die Mittelchen und Pülverchen, und ich werde sie Ihnen nicht vorenthalten.

Wahre Schönheit kommt von innen ...

... und damit beginnen wir. Nachdem wir inzwischen wissen, dass Wasser, Cremes und Salben von außen der Jugend und Schönheit nichts nützen, nehmen wir das Wasser eben von innen, um die Haut länger jung zu halten.

Wasser ist wesentlich für alle Stoffwechselvorgänge im Körper und somit auch für den Stoffwechsel der Haut. Wer zu wenig trinkt, trocknet im wahrsten Sinn des Wortes aus, und das wird auch sichtbar. Wir können unseren aktuellen „Wasserstand" kontrollieren, indem wir mit einer Hand die Haut auf dem Rücken der anderen Hand hochziehen. Wenn Sie sie loslassen, muss sie innerhalb von zwei Sekunden verschwunden sein, sonst ist das ein

*Mehr zu diesem Thema und zu Erkrankungen von Haut- und Haaren finden Sie in meinem Buch „Vom richtigen Umgang mit Haut und Haar", Siegani-Verlag, Steingaden 2004.

Zeichen für Wassermangel im Körper. Nur bei sehr betagten Menschen kann die Hautfalte etwas länger stehen bleiben.

Wie viel sollte man trinken, und was? Ernährungsfanatiker gehen dazu über, bis zu vier Liter am Tag zu trinken. Wir sind aber keine Kamele und ein Zuviel an Wasser kann (vor allem bei Nierenproblemen) auch problematisch werden. Als Faustregel gilt: pro Kilogramm Körpergewicht 30 ml Wasser. Also zum Beispiel 70 kg Körpergewicht = 2,1 Liter Wasser (mindestens). 110 kg Körpergewicht = 3,3 Liter Wasser usw. Am besten geeignet ist mineral-ARMES Wasser, da dieses noch aufnahmefähig ist für Schlacken und Abbaustoffe. Empfehlenswert ist das Lauretana-Wasser aus Norditalien. Unter der Internetadresse www.lauretana.de finden Sie die Adressen der Händler in Ihrer Nähe. Neben dem Schönheitseffekt hat eine ausreichende Wasserzufuhr auch einen sehr positiven Einfluss auf den Gehirnstoffwechsel, was nachweislich geistige Frische bis ins hohe Alter unterstützt.

Entgiftung

Die Haut wirkt schneller alt und fahl, wenn sie mit Schlackenstoffen beladen ist. Auch die Bildung von Orangenhaut wird durch Ablagerungen im Gewebe gefördert. Deshalb ist eine regelmäßige Entgiftung im Frühjahr und im Herbst ein wahrer Jungbrunnen. Ihre Entgiftung können Sie mit homöopathischen oder pflanzlichen Mitteln unterstützen. Sie regen die Ausscheidungsvorgänge unserer wichtigsten Entgiftungsorgane Leber und Nieren an, sowie des Lymphsystems und der Haut. In den Apotheken sind auch Fertigpräparate zur Entgiftung erhältlich.

Sehr gute Erfahrungen habe ich mit den folgenden Präparaten gemacht:

TOXEX spag.Tropfen: entgiften das Gewebe
RENELIX spag.Tropfen: fördern die Ausscheidung über die Niere
apo-HEPAT spag. Tropfen: fördern die Ausscheidung über die Leber
DERCUT spag. Tropfen: wirken heilend auf die Haut
ITIRES spag. Tropfen: fördern den Lymphabfluß

Etwas abweichend von den Herstellerangaben hat sich das folgende Entgiftungsschema im Frühjahr und Herbst sehr bewährt:

1. Tag:	morgens	TOXEX spag. Tr.	20 Tropfen
	mittags	RENELIX spag. Tr.	20 Tropfen
	abends	apo-HEPAT spag. Tr.	20 Tropfen
2. Tag:	morgens	DERCUT spag. Tr.	20 Tropfen
	mittags	ITIRES spag. Tr.	20 Tropfen
	abends	DERCUT spag. Tr.	20 Tropfen
3. Tag:		wie 1. Tag usw.	

Trockenbürstenmassagen
Sehr gut zur Durchblutungsförderung der Haut und zum Lösen der Schlacken sind außerdem Trockenbürstenmassagen. Bürsten, Handschuhe etc. dafür gibt es im Handel. Wählen Sie keine zu hartfaserige Ware, sie kratzt mehr, als sie nützt. Wenn Sie einmal täglich den ganzen Körper trocken bürsten, strafft das die Haut sichtbar. Bei der Behandlung von Orangenhaut sollten Sie auf die Wirkstoffe der Pflanzenheilkunde, der Aromatherapie und der Homöopathie setzen, denn sie sind im Gegensatz zu vielen konventionellen Kosmetika in der Lage, die Haut zu durchdringen.

Straffungsbad
Frau kann sich bei Orangenhaut auch ein Straffungsbad gönnen. Gemixt wird wie folgt:

Nehmen Sie 1 Esslöffel Sahne und 1 Esslöffel Honig und verrühren Sie beides. In diese Sahne-Honig-Creme geben Sie je nach Geschmack bis zu 10 Tropfen ätherisches Orangenöl und 5 – 7 Tropfen ätherisches Zypressenöl, wieder verrühren und in das einlaufende Badewasser gießen.

Pflege- und Massageöle
Zur Pflege der (Noch-)Orangenhaut kann man sich auch ein Pflege- und Massageöl mit ätherischen Ölen mischen: 50 ml Pfirsichöl, Aprikosenkernöl oder Mandelöl mit 10 Tropfen ätherischem Orangenöl und etwa 7 Tropfen ätherisches Zypressenöl mischen und nach dem Bad einmassieren (BEZUGSADRESSEN FÜR ÄTHERISCHE ÖLE UND GRUNDÖLE FINDEN SIE IM ANHANG).

Warnhinweis: Die Anwendung von Ölen jeder Art im Genitalbereich kann die Sicherheit von Kondomen beeinträchtigen. Sie reißen häufig bei Kontakt mit Öl.

Unterstützend bei Orangenhaut wirkt auch die ZELLULISAN spag. Salbe. Sie enthält homöopathische und pflanzliche Wirkstoffe, die das Bindegewebe straffen (ZU BEZIEHEN ÜBER DIE APOTHEKE). Eine Massage beim Einreiben optimiert ihre Wirkung.

Venusische Schönheitsprodukte aus dem Handel
Meine Freundinnen und ich haben das reiche Angebot an venusischen Schönheitsprodukten getestet. Viele Präparate sind durch die Maschen unseres Expertinnen-Netzes gefallen. Hier einige empfehlenswerte Mischungen:

Frauen-Bad

(HERSTELLER: BELLADONNA, HAMBURG)
Beschreibung des Herstellers: „Diese Komposition trägt dazu bei, das weibliche Prinzip in sich selbst und im Universum zu erkennen und stärkt das Selbstbewusstsein, das „aus dem Bauch" kommt, die Selbstsicherheit und das Vertrauen in die eigene Kraft und den Körper, hüllt ein in ihren Duft voller Zärtlichkeit und Temperament, verstärkt die Ausstrahlung und vertieft die Empfindungsfähigkeit."

Voller Beifall. Es ist wirklich wie beschrieben. Ein sehr angenehmer, unaufdringlicher Duft versetzt uns in venusische Stimmung und lässt Gefühle des wunderbaren Frauseins in uns aufkommen. Unbedingt ausprobieren! (BEZUGSADRESSE SIEHE ANHANG)

Frauen-Öl

(HERSTELLER: BELLADONNA, HAMBURG)
Beschreibung des Herstellers: „Es ist ein aufbauendes Öl für Frauen, die z. B. in Stresssituationen auf ihre Energiereserven zurückgreifen wollen. Aktiviert die Begeisterungsfähigkeit, fördert die Intuition und Freude an der Schönheit der Schöpfung, hüllt die Gefühle in seinen warmen, süßen, honigartigen Duft und verstärkt die eigene Ausstrahlung. Seine Wirkung ist erdend, ausgleichend, regenerierend und erotisierend. Für die selbstbewusste Frau: sprühend vor Feuer, Leidenschaft und Temperament."

Für mich persönlich ein wunderbar schwerer, beruhigender Duft. Die ausgleichende Wirkung steht im Vordergrund, und das herrliche Gefühl eine ganz besondere Frau zu sein. (BEZUGSADRESSE SIEHE ANHANG)

Warnhinweis: Die Anwendung von Ölen jeder Art im Genitalbereich kann die Sicherheit von Kondomen beeinträchtigen. Sie reißen häufig bei Kontakt mit Öl.

Venusische Schönheitscreme

Diese Schönheitscreme ist meine eigene Kreation. Sie ist so zusammengesetzt, dass auch empfindliche Haut sie gut verträgt. Eines der Grundöle dieser Creme ist das Hagebuttenkernöl der wilden Rose (Rosa moschata). Es unterstützt die Schönheit und Ausstrahlung einer Frau, pflegt die Haut, macht sie weich und geschmeidig. Des weiteren enthält die Creme pulverisierten Smaragd in homöopathischer Potenz. Smaragd ist der Stein der Venus und verstärkt alle venusischen Eigenschaften. Ihre erotisch-verführerische Anziehungskraft, Ihr unwiderstehliches Charisma wird damit noch unterstrichen (für Belästigungen durch das andere Geschlecht kann leider keine Haftung übernommen werden ...). Diese venusische Schönheitscreme ist das begehrteste Objekt in meiner Venus-Sammlung. Viele meiner Patientinnen und meine Testerinnen haben mir die Wirkung der Creme bestätigt. (BEZUGSADRESSE SIEHE ANHANG)

Meine Geheimtipps

Smaragd-Pulver

Smaragd D 6 als Pulver können sie sich auch von der Firma Weleda über die Apotheke besorgen und in Ihre Lieblingscreme eine Messerspitze hineinrühren. Sie können das Pulver auch einnehmen. Freuen Sie sich über die Wirkung einer Messerspitze des Pulvers auf ihrer Zunge – Venus pur!

Frauenmantel-Wasser

Das Blatt des echten Frauenmantels (Alchemilla vulgaris) hat die Form einer Rosette. Oft finden wir es mit einem großen Wassertropfen in der Mitte. Selbst dann, wenn es trocken ist. Das liegt daran, dass die Pflanze diese Flüssigkeit selbst ausscheidet. Am Blattrand sind kleine Tröpfchen zu sehen, und diese Tröpfchen laufen dann in der Mitte zu einem großen Tropfen zusammen. Dieses Wasser ist das kostbarste Wasser für die Schönheit. Der Frauenmantel als DAS Pflänzchen der Frauen schenkt uns neben seinen wunderbar heilenden Eigenschaften eben auch dieses Wasser für die Schönheit. Wer Zeit und Muse hat, kann dieses Wasser sammeln, und sich damit die Haut ein- bis zweimal täglich betupfen. Es reicht aber auch schon, bei gelegentlichen Spaziergängen mit den Fingern einzutauchen und dann die Gesichtshaut zu benetzen, zumal das Wasser an sich ja nicht sehr lange haltbar ist. Frauenmantel wächst von Frühjahr bis Herbst an Wegrändern, auf wenig gedüngten Wiesen und im optimalsten Fall in Ihrem Garten. Alle gut sortierten Gärtnereien haben die Alchemilla vulgaris im Angebot. Sie ist zäh, anspruchslos und eine optische Besonderheit.

Der Bauchtanz

Sie haben einen kleinen oder auch größeren Bauchansatz? Und Sie haben unzählige Diäten hinter sich? In Ihrem Keller rostet ein Bauchtrainer vor sich hin? Sie haben am Strand Atemprobleme, weil Sie sich nicht auszuatmen trauen? Es gibt eine Variante von Sport, liebe Leserinnen, die ist ohne Bauch gar nicht durchführbar: orientalischer Bauchtanz. Platte Frauen sind hier fehl am Platz, und nur wer einen schön gerundeten Bauch hat, kann auch guten Bauchtanz tanzen. Bauchtanzen verleiht viel Selbstbewusstsein sowie Körperbewusstsein und letztendlich hat Bauchtanzen eine erotische Wirkung auf Tänzerin wie Betrachter. Aber noch mehr als die begehrlichen Blicke der Betrachter tun der Tänzerin die Bewegungen gut: Sie sorgen für eine optimale Durchblutung der Beckenorgane, was nur von Vorteil sein kann. Es löst Verkrampfungen und fördert das sexuelle Empfinden.

Das Lächeln

„*Sie ist Venus, wenn sie lächelt.*" BEN JOHNSON

Ein ganz einfaches Mittel, um Ihre Ausstrahlung zu verstärken und positiv auf das Umfeld zu wirken, ist ein Lächeln.

DESSOUS – EROTISCHE VERPACKUNGEN

Vor einigen Jahren war ich auf Fortbildung in der Schweiz. Ich reiste einen Tag vorher an und strolchte durch das Städtchen. Das Schaufenster eines Dessous-Ladens hielt mich fest und beschämt verglich ich mein ausgelutschtes Unterhemd und meine winterwarm groß geschnittene Unterhose mit den neckischen Teilchen in der Auslage. Ich bekam Lust, mein Outfit zu verändern.

Die Dame im Verkauf fragte mich nach meiner BH-Größe, die ich ihr peinlicherweise gar nicht nennen konnte, da ich bis dahin frei tragendes Gewölbe besessen hatte. Ein fachmännischer Blick auf meine Oberweite erfasste die Lage schnell und es kam der Vorschlag, doch einmal einen Push-up zu probieren. Warum nicht? Bald starrte ich in den Spiegel: Was für eine gigantische optische Täuschung! Aus meinem kleinen Busen waren üppige Brüste geworden – ich war begeistert. Ich zog das Teil nicht mehr aus und später im Hotelzimmer betrachtete ich mich mit großer Bewunderung von allen Seiten.

Für das Abendbuffet wählte ich eine dünne Bluse, die ich großzügig aufknöpfte, um der Männerwelt meine Weiblichkeit und erotische Ausstrahlung wirksam zu präsentieren. Ich war der Überzeugung, dass ich nicht einmal bis zum Salatbuffet kommen würde, ohne einen bewundernden Begleiter an meiner Seite zu finden. Schließlich wusste ich, dass Männer vor allem optisch zu reizen waren, und was ihnen da aus meiner Bluse entgegen quoll, war nicht von Pappe (okay, ganz echt war es auch nicht). Was glauben Sie, was passierte? NICHTS! Als ich später auf meinem Hotelzimmer war (allein …), machte ich mir so meine Gedanken zu diesem Thema. Der optische Täuscher lag neben mir und mein Busen erfreute sich der wieder gewonnenen Freiheit.

Ich hatte mich wie selten erotisch gefühlt. Alle meine venusischen Attribute kamen an diesem Abend zum Tragen. Natürlich haben die Männer mit mir geplaudert und auch ein wenig geflirtet: aber das lag nur indirekt am neuen BH., Indirekt, denn er hatte meine Stimmung beflügelt, dieses kleine synthetische kratzende Kleidungsstück. Ich hatte mich an diesem Abend gefühlt wie Venus persönlich.

Schöne Dessous haben ihre ganz eigene Wirkung auf die Trägerin. Das flotte Darunter ist es, was uns fühlen lässt wie Venus, das Darüber ist nur zweitrangig. Stellen Sie sich vor, Sie tragen ein teures, seidenes Opernkleid, sind behängt mit kostbarem Geschmeide und der beste Hairstylist des Landes hat sich zwei Stunden an Ihnen verausgabt. Und drunter tragen Sie eine weit geschnittene Feinrippunterhose, die vom Bauchnabel bis zur Mitte des Oberschenkels reicht. Ich schwöre, Sie fühlen sich schrecklich. Die andere Variante ist die, dass Sie elegante, schöne Wäsche tragen und darüber ziehen Sie die alten Jeans und das labberige T-Shirt an, quetschen sich in die Gummistiefel und gehen in den Pferdestall zum Ausmisten. Ich wette, Sie bewegen sich trotz der Gummistiefel wie eine Gazelle und ziehen die Blicke der Männer auf sich, obwohl diese nicht die geringste Ahnung haben, was Sie darunter tragen.

Sie sehen, dass es mir hier nicht in erster Linie darum geht, dass mit schöner Wäsche die Männer verführt werden. Genießen Sie es, wie Sie sich fühlen, erleben Sie das Aufblühen klassischer weiblicher Ausstrahlung nur durch ein entsprechendes Kleidungsstück. Wenn Sie täglich solche Wäsche tragen, büßt dieser Effekt etwas ein – wie alles, was alltäglich wird. Da aber erfahrungsgemäß wohl knapp achtzig Prozent der Damen nicht ständig mit Spitzen bestückt sind, war es mir wichtig, die Wirkung auf das Selbstbewusstsein und die weibliche Ausstrahlung doch etwas hervorzuheben.

Hübsch verpackte Weiblichkeit reizt die Phantasie der Männer und wir alle wissen, dass mit dem Träger auch der Verstand der Männer tiefer rutscht. Für einen Marsmann ist das Optische ganz wesentlich. Selbst schon sehr betagte Herren verlieren die Fassung angesichts hervorspitzenden Brustanteile oder knackiger Popos in Jeans. Das ist ja auch der Grund, weshalb wir Frauen uns schön machen: weil wir uns der Wirkung sehr wohl bewusst sind. Andersherum stellt sich die Frage, weshalb nur sehr wenige Männer auf ihr Äußeres besonderen Wert legen, geschweige denn von selbst auf die Idee kommen, sich flotte Unterwäsche zu kaufen. Sogar die Katalogwelt widmet bei der Mode neunzig Prozent der Seiten den Frauen, und nur zehn Prozent den Männern.

Wir Frauen sind nicht primär auf das Äußere fixiert. Wir inspizieren den Körper und seine Form, aber nicht unbedingt das, in was er eingewickelt ist. Andererseits: Auch für uns Frauen ist es nirgends weniger prickelnd und erotisch als im FKK-Gebiet oder in der Sauna zwischen lauter Nackten. Wenn uns schon alles offen präsentiert wird, sinkt der erotische Reiz erheblich. Was nicht heißen soll, dass an FKK-Stränden keine wirklich wohlgeformten Menschen zu finden sind – aber so viele Nackte, die noch dazu keine verführerischen Gesten machen können, wie zum Beispiel Träger rutschen lassen, Bikinioberteil zurechtrücken etc. – das langweilt.

Zu einem besonders schönen Liebesfest gehört also die passende Wäsche. Das Verführerische, Erotische an verpackter Weiblichkeit und Männlichkeit sorgt für eine knisternde Atmosphäre. Sicherlich nicht jedes Mal, aber wenn er gelegentlich hübsche Dessous unter dem Bademantel vorfindet hat das sicher einen folgenreichen Überraschungseffekt. Noch wichtiger ist jedoch die Wirkung auf die Frau selbst, die mit Dessous das Venusische hervorheben kann und sich dabei wunderbar weiblich fühlt.

SEX IN DER SCHWANGERSCHAFT

Naturgemäß lässt die weibliche Lust während der Schwangerschaft nach. Das liegt zum einen an der veränderten hormonellen Situation und daran, dass die Frau nun stärker damit beschäftigt ist, in die Mutterrolle hineinzuwachsen. als die verführerische Venus darzustellen. Alle die hier empfohlenen Rezepte mit ätherischen Ölen und Räucherungen sind für die Schwangerschaft nicht geeignet. Erst nach der Stillzeit können die venusischen Rezepte wieder mehr Schwung in die Partnerschaft bringen.

Viele Frauen haben Probleme, sich nach der Geburt des Kindes wieder ihrem Partner zuzuwenden. Manche sind verzweifelt, wenn sie nach dem Wochenfluss (der in der Regel ca. sechs Wochen anhält) immer noch keine Lust auf Sex verspüren.

Solche Gefühle sind für diesen Zeitraum völlig normal. Es gibt eine Regel, die besagt, dass das Kind neun Monate im Mutterleib und die ersten neun Monate außerhalb des Mutterleibs die volle Aufmerksamkeit der Mutter fordert. Optimalerweise wird es auch neun Monate lang gestillt, das ist für die Verdauung des Kindes das Beste.*

Bis neun Monate nach der Geburt ist Eros auch angesichts der milchgefüllten Brüste nicht allen Frauen willkommen. Zum besseren Verständnis dieser lustlosen Zeit eine weiter reichende Betrachtung: Wir leben in einer Zeit, die uns die Möglichkeit bietet, Schwangerschaften zu verhindern. Doch diese im Vergleich zur Existenz des Menschen sehr, sehr kurze Zeit der wirklich wirksamen Verhütungsmethoden kann eine naturgegebene Verhaltensweise nicht überwinden. Wenn eine Frau keinen Verkehr hatte, so konnte sie nicht schwanger zu werden – die einzige überhaupt hundertprozentige Methode. Wäre sie innerhalb der ersten neun Monate nach der Geburt schwanger geworden, hätte dies einen Rückgang der Milchproduktion bedeutet, oder eine doppelte

*Vgl. auch mein Buch „Vom richtigen Umgang mit Haut und Haar", Siegani Verlag, 2004.

Belastung durch Schwangerschaft und Stillzeit, was wiederum für alle Beteiligten von Nachteil gewesen wäre.

Sexualität und Erotik verändern sich ganz erheblich durch die Geburt der Kinder. Der Zeitplan und der Tagesablauf richtet sich nach dem neuen Erdenbürger, und spontane Liebe oder leidenschaftliche Sonntag-Vormittage im Bett bleiben versagt. Zudem sind die Nächte meist unterbrochen und die Frau am Abend, wenn das Baby endlich schläft, selbst auch fix und fertig. Trotz dieser Begebenheiten, die sich meist ab dem neunten Lebensmonat des Kindes wieder erheblich verbessern, ist es wichtig, dass sich die Partner wieder in ihrer ursprünglichen Beziehung einfinden und die Erotik wieder Raum bekommt. Denn jedes Kind verlässt irgendwann die Eltern – und spätestens dann ist eine lebendige Paarbeziehung wieder von vitaler Bedeutung.

Es lässt sich immer wieder beobachten, dass Partner sich zu einem Zeitpunkt, da die Kinder aus dem Gröbsten raus sind, nach neuen Gefährten umsehen, weil sie den Schritt zurück in die Paarbeziehung nicht gehen konnten oder wollten. Mit diesem neuen Partner erlebt man dann wieder die erste Stufe der Beziehung, mit viel Gemeinsamkeit und lebendiger Erotik. Kommt in der neuen Beziehung noch einmal ein Kind zur Welt und versäumt man es erneut, die Partnerschaft trotz Kind weiterhin zu leben, wird sich der Kreislauf von Trennung und neuer Partnerschaft wiederholen.

In der heutigen Zeit wird eine intakte Partnerschaft häufig nur über den Sex definiert und wir hängen gerne der Meinung an, dass ein- oder zweimal Sex pro Woche die Partnerschaft aufrecht erhält. Es ist aber nicht die körperliche Befriedigung allein, die den Zauber der Erotik ausmacht. Um echte Erotik aufrecht zu erhalten, erfordert es offene Kommunikation, Humor, Toleranz und Entgegenkommen von beiden Seiten.

EROS UND SEX IN DEN WECHSELJAHREN

Für viele Frauen sind die Wechseljahre mit negativen Assoziationen bepackt, und so neigen viele von uns dazu, schon bei den ersten auftretenden Problemchen wie Schweißausbrüchen, leichter Gewichtszunahme oder nachlassender Libido sofort zu künstlichen Hormonen zu greifen, um dem Körper vorzutäuschen, dass ja alles noch beim Alten sei. Auch verstehen es Pharmaindustrie und Medien ganz gut, uns Furcht vor der ach so schrecklichen Zeit der Wechseljahre einzureden. Manchmal entsteht der Eindruck, wir würden jenseits der 40 zu ständig kränkelnden, hysterischen, depressiven und lustlosen Geschöpfen mutieren. Hinzu kommen dann noch die optischen Katastrophen: der üppige Bartwuchs an Kinn und Oberlippe, der Faltenkranz um die Augen, die dünner werdenden Haare und die Cellulitis. Was für Aussichten! Kein Wunder, dass wir mit den absurdesten Anti-Aging-Programmen versuchen, diesen Wahnsinn aufzuhalten.

Um dem so genannten Klimakterium ein wenig von seinem Schrecken zu nehmen, und weil Sexualität, Lust und Erotik in und nach den Wechseljahren auch von der hormonellen Situation beeinflusst werden, ist es mir wichtig, über die körperlichen und seelischen Wechseljahre zumindest in kurzer Form aufzuklären, in der Hoffnung, dass ich damit alle Alterskolleginnen jenseits der 45 beruhigen kann.

Unsere Eierstöcke produzieren unter anderem einen Großteil des im Körper vorhandenen Östrogens. Dieses Hormon fördert den Eisprung und sorgt für eine regelmäßige Blutung. Wie viel Östrogen produziert wird, lenkt die Hypophyse im Gehirn. Sie misst den Östrogengehalt im Blut und fördert oder bremst dann die Tätigkeit der Eierstöcke. So gesehen gehören die so genannten Ovarien zu den Angestellten der Hypophyse. Sie machen normalerweise nur so viel oder so wenig, wie die Hypophyse vorschreibt.

Diese Eierstöcke nun reduzieren etwa ab dem 45. Lebensjahr (rein statistisch) ihre Östrogenproduktion merklich. Zuerst bleibt der Eisprung aus, dann die Monatsblutung. Dieser Vorgang zieht sich über einige Zeit hin, und so kommt es anfangs zu Unregelmäßigkeiten, bevor die Blutung ganz ausbleibt.

Aus folgendem Grund: Die Eierstöcke sind plötzlich der Meinung, sie hätten genug geleistet und könnten jetzt in Rente gehen – was der Hypophyse aber nicht in den Kram passt. Und so schüttet die Hypophyse Hormone aus, welche die Produktion der Eierstöcke fördern sollen. Gelegentlich reagieren die rebellierenden Eierstöcke noch auf den Befehl von oben und produzieren wieder Östrogen und somit einen Eisprung und eine Periodenblutung. Vielleicht sogar zuviel Östrogen, da die Befehle der Hypophyse recht eindringlich sind. Tritt der Fall von kurzfristig zu viel Östrogen ein, lenkt die Hypophyse wieder bremsend ein mit Hilfe von Hormonen. Ein ziemliches Durcheinander. Dabei sind bei dieser verkürzten Darstellung alle anderen wichtigen Hormone des weiblichen Zyklus' noch gar nicht berücksichtigt. Bildlich betrachtet ist dann Ruhe eingekehrt, wenn die Hypophyse akzeptiert hat, dass die Eierstöcke sich in den Ruhestand begeben und von nun an nur noch das Nötigste tun. Dann haben wir auf körperlicher Ebene die Wechseljahre, das Klimakterium überstanden.

Ganzheitlich betrachtet wird uns Menschen und vor allem uns Frauen ein Geschenk gemacht: Wir dürfen im Gegensatz zu den Säugetieren weiter leben, auch wenn wir körperlich nicht mehr fruchtbar sind. Und normalerweise liegt in der Zeit der Wechseljahre der Kampf um Partner, Status, Wohlstand, Karriere schon hinter uns und die Kinder sind aus dem Haus oder zumindest bereits erwachsen. Was für Möglichkeiten! Was für ein Geschenk an uns Frauen! Wir können uns mit den Dingen befassen, die uns Spaß machen, wir haben zum ersten Mal in unserem Leben wirklich Zeit für uns, für unsere ganz persönliche Weiterentwicklung. Und diese

Zeit soll furchtbar sein? Diese uns geschenkten Jahre ein Horror? Sie sind zweifellos eine Zeit des Wandels und damit eine Herausforderung. Und doch liegt es an uns Frauen, dieser Zeit mit Freude entgegen zu gehen, denn sie kann der schönste Abschnitt unseres Lebens sein. Pro-Aging. Nicht Anti-Aging!

Und die Äußerlichkeiten? Der Hüftspeck, die grauen Haare, die Besenreißer, die Altersflecken am Handrücken – was interessieren sie uns! Wir sind doch nicht mehr auf der Jagd nach dem potenziellen Vater unserer künftigen Kinder. Wenn wir in dieser Zeit ohne Partner sind und einen suchen, dann sollte dieser unsere inneren Werte schätzen, und das gepflegte Äußere einer reifen Dame bewundern können. Wir haben es auch nicht mehr nötig, uns liften zu lassen, die Knuddelringe abzusaugen, und uns in bauchfreie T-Shirts zu zwängen. Wir sind, was wir sind: reife Frauen mit Lebenserfahrung und hoffentlich neu gewonnener Freude am Frausein im Alter. Wir sollten uns auf die Zeit nach den Wechseljahren freuen statt Panik zu schüren. In meiner langjährigen Praxistätigkeit habe ich festgestellt, dass diejenigen Frauen, die sich aus der alten Rolle der fruchtbaren Jahre gut verabschieden konnten und sich auf die neue Zeit freuten, kaum oder nur wenig Probleme in den Wechseljahren hatten. Andere wiederum, die verzweifelt versuchten, jung zu bleiben, die sich von der Mutterrolle nicht lösen wollten oder konnten und die das Alter fürchteten – sie hatten und haben weit mehr zu kämpfen.

Auf Erotik und Sexualität bezogen erfahren die Frauen und ihre Partner in dieser Zeit auch Veränderungen auf der körperlichen Ebene. Bedingt unter anderem durch den Östrogenmangel wird die Scheide trockener und sogar wieder etwas enger. Auch lässt die Lust aufgrund der veränderten hormonellen Situation unter Umständen etwas nach. Die Frau benötigt in dieser Zeit mehr Zärtlichkeit, mehr Aufmerksamkeit und mehr erotische Stimulation auf allen Ebenen, damit ihre Scheide feucht wird und sie Lust bekommt, ihrem Partner auch körperlich nahe zu sein. Das bedeutet auch, dass wir wieder zum kunstvollen Liebesspiel zurückkommen – ein Genuss für beide Seiten.

Die Naturheilkunde bietet für die Zeit der Wechseljahre und ihren Zipperlein hoch wirksame Unterstützung. Sie funktioniert dann am besten, wenn noch keine künstlichen Hormone gegeben werden. Durch die komplizierte Steuerung unseres Hormonsystems ist es nur schwer möglich, eine lang dauernde Hormontherapie abzusetzen und mit natürlichen Mitteln fortzuführen. Daher plädiere ich für die Naturheilkunde VOR der Hormontherapie.

Auch wenn dieses Buch keinen Besuch beim Therapeuten ersetzt, hier einige Präparate, mit denen ich sehr gute Erfahrungen gemacht habe, wenn es darum ging, die Beschwerden der Wechseljahre zu lindern oder ganz zum Verschwinden zu bringen: Es sind dies die KLIFE spag. Tropfen der Firma Pekana oder die Nemafam-Tropfen der Firma Nestmann. Beide enthalten homöopathische und pflanzliche Wirkstoffe, welche die klassischen Beschwerden der Wechseljahre mildern oder ganz aufheben.

Das Östrogen, das der Körper nach den Wechseljahren in weit geringeren Mengen herstellt als zuvor, ist in östrogenähnlicher Form in vielen Pflanzen enthalten. Beispielsweise alle Pflanzen mit viel Samenkörnern (Sesam, Leinsamen, Brombeeren, Johannisbeeren, Brennesselsamen etc.) Den höchsten Gehalt an Östron (so die Bezeichnung für die pflanzlichen östrogen-ähnlichen Stoffe) findet man in den Kernen des Granatapfels, dem Granatapfelkernöl. Granatapfelkernöl ist ein guter Begleiter in den Wechseljahren und der Zeit danach. Es ist enthalten in den delima-Kapseln (aus der Apotheke). Ein bis zwei Kapseln pro Tag stärken das Wohlbefinden.

Wenn nach den Wechseljahren die trockene Scheide Probleme macht, empfehlen sich die delima feminin Zäpfchen. Zwei bis drei Mal pro Woche angewendet verbessern sie das Scheidenmilieu. delima feminin Zäpfchen sind auch angenehm, wenn sie vor dem Liebesspiel eingeführt werden, viele Frauen verwenden sie lieber als Öl. Einfach mal ausprobieren!

DIE HAUT – KÖNIGIN DER SINNE

Haut und Haare sind DIE Organe der sexuellen Anziehung, und ohne die Sinne der Haut wäre ein Erleben von lustvoller Erotik gar nicht möglich. Die sichtbare Oberfläche der Haut beträgt je nach Körpergröße eineinhalb bis zwei Quadratmeter. Ein Quadrat-ZENTIMETER Haut enthält sechs Millionen Zellen, davon 5.000 Sinneskörper, 25 Tastkörperchen, 200 Schmerzrezeptoren, 400 Nervenfasern, einen Meter Blutgefäße, Kälte- und Wärmerezeptoren, Schweißdrüsen, Talgdrüsen, Haare. Die Haut ist unsere äußere Hülle, der Vermittler zwischen uns und unserer Umwelt, die Grenze zwischen innen und außen. Alles, was innerhalb von ihr liegt, ist eigen, alles, was außerhalb von ihr liegt, ist fremd.

Vom Säugling wissen wir, dass er ohne Hautkontakt nicht überleben würde. Die kutane Zuwendung, also die Berührung der Haut ist für eine gesunde seelische und körperliche Entwicklung des Kindes von entscheidender Bedeutung. Die Erlebnisse, welche die Sinne der Haut an unser Gehirn weiter tragen, sind prägend für unser Empfinden und Verhalten. Die Erinnerung daran bleibt ein Leben lang. Und zwar beide Seiten: die zärtliche, liebevolle oder tröstende Berührung, wie auch schmerzende Hauterlebnisse – Schläge, Verbrennungen, Verletzungen im doppelten Sinn des Wortes.

Das Berührungs-Verhalten ist bei den verschiedenen Völkern unserer Erde sehr unterschiedlich. Die berührungsärmsten Völker sind die Nordeuropäer und die Nordamerikaner. Gemeint ist hier der Hautkontakt ganz allgemein: zärtliche alltägliche Zuwendung gegenüber den Kindern, dem Partner, den Geschwistern und Freunden, oder auch Fremden. Bei Fremden sind es die zufälligen Hautkontakte, etwa im Gedränge. Wir Nordeuropäer wie auch die Amerikaner entschuldigen uns für zufälligen Hautkontakt. In vielen südlichen Staaten ist das nicht nötig. Dort gehören

Berührungen auch zum Begrüßungsritual, selbst während eines Gesprächs wird der andere immer mal wieder berührt: auf die Schulter geklopft, anerkennend oder tröstend die Hand gestreichelt, aufmunternd der Unterarm gedrückt usw. Wirft man dagegen einen Blick in nordeuropäische Familien, so ist der am meisten mit Streicheleinheiten verwöhnte Mitbewohner die Katze oder der Hund. Am wenigsten Hautzuwendung erhalten alte Menschen und erwachsene Männer.

Noch in der Nachkriegszeit mussten sich in den kinderreichen Familien die Geschwister oft ein Bett teilen und hatten allein dadurch viel Hautkontakt. Auch werden Säuglinge in vielen Völkern von der Mutter am Körper getragen. Wenn für ein Kind oder einen Jugendlichen Hautkontakt etwas Natürliches ist und er damit Wohlgefühl verbindet, so wird er mit dem Erwachen erotischer Gefühle und Wünsche diese wohl unbefangener und vor allem mit viel mehr Hautkontakt umsetzen, zumindest im Vergleich zu jenen Kindern, die kaum oder wenig berührt wurden. Auch wenn Zärtlichkeiten Kindern gegenüber keinen sexuellen Hintergrund haben (dürfen), so bin ich trotzdem davon überzeugt, dass sich das spätere Sexualleben nach diesen Eindrücken und Erfahrungen richtet.

Haut wirkt erotisch – schon allein der Anblick einer nackten Schulter oder nackter Beine hat vor allem auf das männliche Geschlecht einen ganz erheblich erotisierenden Effekt. Schöne Haut ist sozusagen ein optisches Aphrodisiakum. Und in der richtigen Verpackung wirkt es doppelt. Der erste Kontakt zwischen Partnern findet über die Augen statt: das optische Taxieren des Gegenübers. Der zweite Schritt ist das Gespräch und der erste Schritt zu mehr Intimität ist die Berührung. Können Sie sich noch daran erinnern, wie es war, als Sie zum ersten Mal mit Ihrem Angebeteten Hautkontakt hatten? Die Berührung des kleinen Fingers hatte annährend so viel Volt wie eine Überlandleitung. Von dieser

Berührung bis zum Erleben des Orgasmus gehen alle Empfindungen der körperlichen Liebe über die Sinne der Haut.

Wenn die optischen Reize im Laufe des Lebens nachlassen, der Geruch des Partners vertraut ist und erotische Gefühle zwar noch unterstreicht, aber nicht mehr primär auslöst: Die Haut und ihre Sinne bleiben zeitlebens auf Zuwendung und Zärtlichkeit ausgerichtet, vor allem beim Liebesspiel. Liebevolle Zuwendung zwischen Partnern im Alltag und einfühlsame intime Berührungen bestimmen ganz wesentlich die Qualität einer Beziehung. Ich wage zu behaupten, dass dies der wichtigste Aspekt überhaupt ist. Wenn Sex nur noch auf kurze stimulierende Berührungen der Geschlechtsorgane reduziert wird, so ist die ganze Partnerschaft reduziert. Ein mechanisch herbeigeführter Orgasmus ist eine leere Hülle, nichts, was die Dynamik, Kraft und das Gefühl des Zusammengehörens vermittelt, er gleicht in etwa dem Orgasmus, den man beim Onanieren erlebt: Ein kurzer, körperliche Genuss. Zur Erotik gehört ein großes Maß an kutaner Zuwendung im alltäglichen wie auch im intimen Zusammensein.

Viele Frauen beklagen, dass jede zärtliche Zuwendung von ihrem Partner sofort als Aufforderung zum Sex verstanden wird. Dem können Sie entgegen wirken, indem Sie Ihren Partner einfach öfter berühren. Dann wird er sicher bald nicht mehr jedes Mal nur an das eine denken. Wahrer Luxus für die Sinne der Haut sind dann die Massagen, das Eincremen und Einölen, das Baden. Wer diese Zuwendung dem Partner gönnt, wird belohnt mit einer ausgeglichenen, zufriedenen besseren Hälfte. Solche besonderen Streicheleinheiten können, müssen aber nicht einem Liebesspiel vorausgehen. Es ist sogar gut, wenn körperliche Nähe nicht immer gleich in Sex mündet – so ist das Miteinander entspannter und keiner der Partner baut Erwartungshaltungen auf, sobald es zu Hautkontakt kommt.

Sie haben keinen Partner? Was hindert Sie daran, sich selbst kutane Zuwendung zu geben? Massagen mit duftenden Ölen, ein Bad im weichen Wasser … einfach (absichtslose) Streicheleinheiten? Wir erwarten immer zärtliche Zuwendung von außen, doch vorher sollten wir selbst in der Lage sein, uns liebevoll zu berühren, und wir sollten bereit sein, diese Zuwendung auch anderen zu geben.

DIE HAARE – EROTISCHER FELLREST

Vom dichten Haarkleid unserer Vorfahren ist uns nur ein kleiner Schopf erhalten geblieben. Um dieses kleine Haarbüschelchen wird ein immenser Aufwand betrieben, denn wir haben die Haare zu unserem ganz persönlichen körperlichen Statussymbol erkoren. Schöne Haare symbolisieren Gesundheit. Um diesen optischen Eindruck zu unterstreichen oder auch vorzutäuschen bietet uns die Kosmetik reichliche Hilfe.

So, wie unsere Haare aussehen, so fühlen wir uns, so ist unsere Gemütsverfassung und unser gesundheitliches Befinden. Ändert sich unser Gemütszustand, zum Beispiel wenn wir uns verlieben, dann werden wir meist auch die Frisur und den Zustand der Haare ändern – wir zeigen damit nach außen die freudige Veränderung im Inneren.

Auch signalisieren wir mit unserer Haartracht unser Verhältnis zur Sexualität. Eine Dame mit streng nach hinten gesteckten Haaren strahlt keine sexuelle Energie aus. Offene, lange, dichte Haare sind DAS Symbol der Weiblichkeit schlechthin und haben eine starke sexuelle Anziehungskraft. Wir Frauen verstärken dies noch durch erotische Gesten wie: sich mit den Fingern durch die Haare fahren, die Haare kess nach hinten werfen oder demonstrativ die Haare von der Haarspange befreien, damit sie sanft über die Schultern fallen. Sehr viele Verführungsszenen in Kino und Fernsehen beginnen mit dem Öffnen der Haare. Der Grund hierfür ist eindeutig: Mehr als die Hälfte aller Männer wünscht sich lange Haare auf Frauenhäuptern. Bei Männern sind lange Haare ein Symbol für Potenz, Kraft und Stärke. Dichtes, kräftiges, halblanges Haar, vielleicht noch mit ein paar dezenten Wellen – das wirkt auch auf Frauen. Mehr als die Hälfte findet Männer mit solchen Frisuren erotisch.

Unsere Großmütter hatten noch ihren Frisiertisch im Schlafzimmer stehen. Tagsüber waren die meist langen Haare züchtig zusammengesteckt oder geknotet. Vor dem Zubettgehen löste man die Haarnadeln und bürstete die Mähne mit den bekannten hundert Bürstenstrichen. Das hatte zweifellos eine erotische Wirkung auf den anwesenden Herrn. Doch nicht nur der Anblick der Haare verführt, sondern auch deren Duft. Für gewisse Stunden kann man die Haare mit den entsprechenden ätherischen Ölen in ihrer erotischen Wirkung noch unterstreichen. Beachten Sie dabei, dass sich die Nase nach kurzer Zeit an jeden Duft gewöhnt, und ihn nicht mehr registriert. Deshalb riechen sie selbst ihr Parfum nicht mehr, während sich die Kollegen im Büro davon eingenebelt fühlen. Und so ist es auch nicht ratsam, erotische Duftkompositionen ständig im Haar zu tragen – sie verlieren so ihre Wirkung, und zwar auf beide: die Dame, die ihn trägt, und den Herrn, der sie riecht.

Rezeptvorschlag

Besorgen Sie sich ein duftneutrales Shampoo (am besten aus dem Naturkostladen) und geben Sie von Ihren bevorzugten ätherischen Ölen je nach Geschmack und Menge hinein. Der Duft der ätherischen Öle hält mehrere Stunden intensiv im Haar, und danach noch dezent.

DIE NÄGEL – SAMTPFÖTCHEN UND RAUBTIERKRALLEN

Auch die Nägel gehören zu den Hautanhangsgebilden und haben eigentlich nur die Funktion der Verstärkung der Fingerspitzen. Ähnlich wie die Haare sind sie tote Hornplatten. Dem Aussehen und dem Zustand der Nägel wird viel zugeschrieben: Zum einen bedeuten aus rein medizinischer Sicht zum Beispiel Querrillen oder weiße Flecken auf den Nägeln eventuelle Stoffwechselstörungen und Mineralstoffmangel. Wichtiger für uns in Verbindung mit Partnerschaft, Erotik und Sexualität ist allerdings die symbolische Deutung der Nägel. Vor allem Frauen legen Wert auf gepflegte Fingernägel und Hände – natürlich auch beim Partner. So mancher Mann hat all seine Chancen verschenkt, weil seine Nägel nicht den Idealvorstellungen seines weiblichen Gegenübers entsprochen haben.

Die Nägel sind das Überbleibsel der Krallen und erinnern uns an das Katzenhafte im Menschen. Mit den Krallen schlagen die Raubkatzen ihre Beute und halten sie fest. Im übertragenen Sinne verweisen also lange Fingernägel bei den Damen schon ein wenig auf den Jagdinstinkt. Frauen krallen sich ihre Beute – die Männer – und lassen sie dann nicht mehr los. Sie haben sich demnach etwas unter den Nagel gerissen, was in der Regel nicht ganz unblutig vor sich geht. Rot lackierte Fingernägel unterstreichen diesen marsisch-blutigen Hintergrund. So sollte eigentlich jeder unbedarfte Mann die Flucht ergreifen, wenn Damen mit langen, rot lackierten Fingernägeln auf ihn zu kommen. Doch warum bleiben die meisten? Ganz einfach: Sie sehen – unbewusst – das Positive in den Katzenfrauen. Das schnurrende, leidenschaftliche, tierisch-wilde Tigerchen. Und sehr bald werden sie zu seinem Spielzeug.

Wenn Sie experimentierfreudig sind, sollten Sie diese Wirkung einmal mit künstlichen Nägeln testen – Sie werden überrascht sein. Vor allem über die Unsicherheit ihres Gegenübers (egal ob männlich oder weiblich), wenn diese Krallen nicht zu Ihrem sonstigen Erscheinungsbild passen. Ein wahres Vergnügen, die Wirkung langer, roter Krallen zu beobachten. Wenn frau also verführerisch wirken will und ihr katzenhaftes Wesen unterstreichen möchte, dann am besten mit dezenten Nägeln: gepflegt, aber nicht bedrohlich lang. Ihre Katzenhaftigkeit betont frau auch gerne mit Katzenfellen (Leopard, Tiger etc.) – gedruckt, in Plüsch oder echt. Im Prinzip hat dies die gleiche Wirkung wie die Nägel. Und auch hier kommt es auf die richtige Dosierung an. Ein Zuviel bedeutet auch ein zuviel an Katzenhaftem in der Frau oder aber das Gegenteil: Alles nur vorgetäuscht.

SINNLICHKEIT FLÜSTERN

Dieses Sinnesorgan ist hinsichtlich seiner erotisch-sinnlichen Funktion am schwersten zu beschreiben. Ob es nun die geflüsterten Worte während des Liebesspiels sind oder frech-frivole Sprüche während des Spaziergangs – sie sind so unterschiedlich wie die Menschen, von denen sie stammen. Was dem einen erotisches Bettgeflüster, ist dem anderen abstoßendes Gerede – und so fällt es schwer, hier eine Richtung vorzugeben. Doch ich möchte Sie mit diesem Kapitel dazu animieren, ruhig einmal gewagt und frech in der Wortwahl zu sein, am besten mit einer liebevollen Portion Humor.

Und was wären alle 0190-Nummern ohne die Möglichkeiten der akustischen Erotik? Allein über das Ohr verdienen damit die Anbieter nicht schlecht. Selbst scheue Naturen wagen es, dort anzurufen, denn dank Telefon bleiben sie anonym. Hier macht's allein die Stimme und die Wortwahl, dass der Zuhörer glaubt, eine nackte, sinnliche Venus liege am anderen Ende der Leitung. Derweil sitzt die Dame, trägt einen zerbeulten Hausanzug und hat Lockenwickler in den Haaren. Dem Ohr ist das egal.

Über das Ohr erreicht uns auch die Musik, mit ihren zahllosen Varianten in Sachen Liebe. Was wäre die Musik ohne Liebesgeschichten? Handelt nicht der größte Teil der Texte von Liebe und Liebesleid? Entlockt es Ihnen nicht noch immer ein Lächeln, wenn das Musikstück im Radio erklingt, das Sie während Ihres ersten Kusses aus dem klapprigen Kassettenrecorder hörten? Und gibt es nicht für jede Romanze, für jede Zeit der Liebe ganz bestimmte Musikstücke, die Sie immer damit verbinden?

Auch der Musikgeschmack geht im Hinblick auf die Liebe weit auseinander. Ein Jazzfan wird mit einem schnulzigen Hit nicht gerade in Ekstase verfallen. Auch mag nicht jeder Klassik während der Erotik. Das bekannteste erotische Musikstück der Klassik ist übrigens der Bolero aus der Oper Carmen. Dieses Stück mögen selbst die Klassikfeinde. Doch aufgepasst: Bolero ist eine deutliche Aufforderung zu sinnlich-erotischen Spielchen. Noch dazu beginnt das Stück ganz, ganz leise. Also lassen Sie Ihren CD-Player auch auf ganz, ganz leise. Ansonsten fliegen nach einigen Minuten beim Nachbarn die Tassen aus dem Regal – davon abgesehen, dass er dann weiß, was bei Ihnen los ist … Bolero aus der Oper Carmen sollte dennoch in jedem CD-Ständer zu finden sein – für die ganz besonderen Stunden.

DAS GRÖSSTE SEXUALORGAN DER FRAU: DER KOPF

Viele behaupten, alle Aphrodisiaka seien lediglich Placebos. Selbst wenn es so wäre – wen stört es? Es mag ja sein, dass heilende Pflanzenstoffe ihre Wirkung nur dann optimal entfalten können, wenn wir dies auch zulassen. Die einen nennen das dann Placeboeffekt, die anderen suchen die Antwort in den Geistwesen der Pflanzenwelt. Was auch immer richtig sein mag: Der Kopf spielt eine entscheidende Rolle.

Ob eine Situation uns erotisch stimuliert oder nicht hängt weniger davon ab, wie sie sich im Einzelnen gestaltet, sondern vielmehr davon, wie wir sie werten. Dabei spielen alle Erfahrungen, die wir bisher gemacht haben ebenso eine Rolle wie unsere innersten Emotionen und Wünsche. Und doch sind wir dank unseres Verstandes in der Lage, diese Voraussetzungen zu beeinflussen und Gefühle ein Stück weit zu steuern. Wenn Sie nicht wollen, dass Aphrodisiaka bei Ihnen wirken, dann werden sie es auch nicht tun. Die in diesem Buch empfohlenen Mittel sind nicht in der Lage, einen Menschen gegen seinen Willen in lustvolle Stimmung zu versetzen. Dafür wecken sie bei denjenigen, die es zulassen und wollen, auf sanfte Art die Schmetterlinge im Bauch.

In der Naturheilkunde kennen wir Blütenessenzen, die bei Blockaden und Störungen im seelischen Bereich lindernd und heilend wirken. Unter diesen Blütenessenzen finden wir auch solche, die Störungen im erotisch-sexuellen Erleben zu beheben helfen. Sie eigenen sich gut zur Unterstützung anderer therapeutischer Maßnahmen.

Wichtig: Sollten Sie unter schwer wiegenden psychischen Störungen oder unter Folgen von Traumata leiden, die ihr sexuelles Empfinden beeinflussen, so wenden Sie sich bitte an einen Therapeuten Ihres Vertrauens!

Die folgenden Blütenessenzen verstehen sich als Ergänzung einer Therapie oder zur Unterstützung eines persönlichen Entwicklungsprozesses. Neben den unten angeführten Blüten gibt es mehrere Hundert weitere Essenzen, die ganz individuell ausgewählt und eventuell ergänzend hinzugefügt werden. Wenn Sie hier differenzierter auf Ihre Bedürfnisse eingehen möchten, wenden Sie sich bitte an einen Therapeuten.

Blütenessenzen für mehr Spaß, Sinnlichkeit, Hingabe und Zauber in der Erotik

Die vorgestellten Blütenessenzen sind entweder Bach-Blüten-Essenzen oder kalifornische Essenzen. Beide wirken nach demselben Prinzip; nämlich auf die Seele, heilend, reinigend, beruhigend oder anregend – je nach Blüte. Ihre ausgleichende Wirkung kann einen Zustand nie ins Gegenteil verkehren, deshalb sind auch keine Ne-

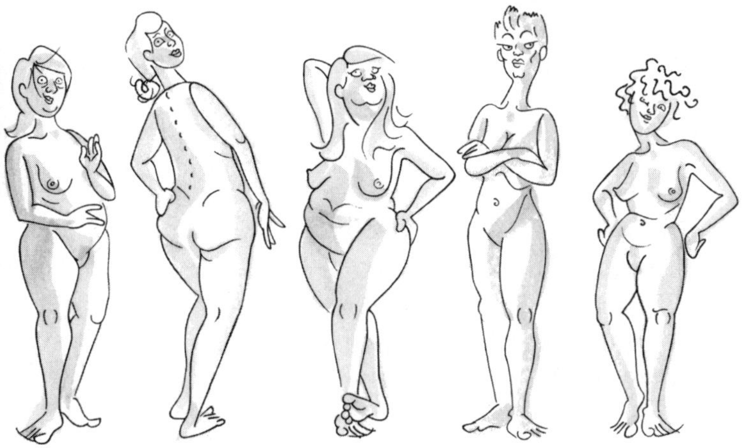

benwirkungen möglich. Die jeweiligen Pflanzen werden in Wasser über einen vorgeschriebenen Zeitraum an der Sonne ausgezogen. Danach wird das angereicherte Wasser zusammen mit Alkohol (zur Konservierung) in ein kleines Fläschchen mit Tropfpipette gefüllt, die so genannte Stock-bottle. Diese Stock-bottles sind in der Apotheke erhältlich. Es lohnt sich auch ein Blick ins Internet.

Blütenessenzen wirken sanft und langsam. Eine einmalige Einnahme wird kein Wunder bewirken. Ich empfehle die Anwendung über etwa zwei Wochen wie folgt: Geben Sie einen Tropfen aus der Stock-bottle in eine Flasche Wasser und trinken Sie diese über den Tag verteilt. Es können auch mehrere Blütenessenzen gemischt werden.

Im Folgenden habe ich aus über hundert Blütenessenzen die zu unserem Thema passenden ausgewählt. Aus jahrelanger Praxiserfahrung weiß ich ihre sanfte, wunderbare Wirkungsweise zu schätzen.

Manzanita (Bärentraube)

Die Blütenessenz Manzanita brauchen all diejenigen, die an ihrem Körper und vor allem an dessen äußerer Form etwas zu bemängeln haben. Wenn frau sich zu dick, zu dünn, zu groß, zu klein fühlt, das Busenvolumen nicht passt, die Hüften zu breit, die Waden zu dick, die Augen zu klein sind …. Nüchtern betrachtet gibt es kaum eine Frau, die diese Blüte verschmähen wird. Ein deutliches Zeichen für den Bedarf an Manzanita ist es, wenn mit Hilfe von Diäten, zu enger Kleidung oder gar mit Hilfe des Schönheitschirurgen an der äußeren Körperform herumgebastelt wird. Frauen, die Manzanita brauchen scheuen sich nicht selten davor, ihren ach so unvollkommenen Körper einem Mann zu präsentieren. Sie sind mehr damit beschäftigt, den Bauch einzuziehen, die Haare zu drapieren oder die Beine zu verstecken, als den erotischen Augenblick zu genießen. Überspitzt gesagt: Sie lieben Maulwurf-Sex – möglichst im stockdunklen Raum.

Manzanita hilft uns, den eigenen Körper so annehmen zu können, wie wir nun einmal sind. Schönheit ist ja keine Qualität, die in den Dingen steckt, sie existiert nur im Auge des Betrachters. Wer sich also selbst schön findet, unabhängig von den gerade geltenden Schönheitsidealen, wird mit mehr Selbstbewusstsein und mit mehr venusischer Ausstrahlung belohnt.

Hibiscus (Hibiscusblüte)

Die Hibiscusblüte stecken sich junge Frauen in der Südsee in ihr Haar oder hinter das Ohr. Damit signalisieren sie ihre Bereitschaft zur Partnerschaft und in Folge auch zur Hochzeit und damit auch zur körperlichen Liebe. Die Männer der Südsee haben es daher leichter zu erkennen, was frau will.

Die Blütenessenz aus eben dieser Hibiscusblüte hilft uns Frauen, mehr Wärme und Empfänglichkeit beim intimen Zusammensein zu entwickeln. Sie fördert die Verwurzelung der weiblichen Kräfte im alltäglichen Leben und damit einen offenen, unkomplizierten Umgang mit Erotik. Die Hibiscus-Blütenessenz öffnet nicht nur das Herz, sondern auch den Mund, so dass wir unserem Partner offen sagen können, wie wir fühlen und was wir uns wünschen, auch in der körperlichen Liebe.

Sticky Monkeyflower (Gauklerblumenart)

Diese Blütenessenz hat ihr Hauptwirkungsfeld im sexuellen Bereich. Sie bringt ein überaktives Sexualleben ins Gleichgewicht und hilft andererseits auch dabei, unterdrückte sexuelle Gefühle freizulegen. Das ausgleichende Prinzip steht hier im Vordergrund, und so wird aus einer introvertierten, sexuell zurückhaltenden Frau kein männermordender Vamp. Sticky Monkleyflower kann aber die Freude am Zauber der Erotik wieder etwas wachrütteln. Die Blütenessenz ist auch hilfreich bei Furcht, Unsicherheit, Blockaden oder Ängsten vor körperlicher Liebe. Sticky Monkeyflower führt weg von dem Gedanken, Erotik spiele sich nur auf der körperlichen Ebene ab. Frauen, die Sticky Monkeyflower brauchen haben Sex oft von Liebe und Partnerschaft gelöst und betrachten körperliches Zusammensein nur noch als Pflichtübung. Hier hilft die Blüte, Liebe und Sexualität wieder zu verbinden.

Basil (Basilikum)

Die Blütenessenz des Basilikums zeigt ein Wirkungsfeld, das immer stärker wahrgenommen wird. Menschen, die Basil brauchen, sind oft auf einem geistigen Weg und beschäftigen sich intensiv mit spirituellen Dingen. Sie empfinden Spiritualität und Sexualität dabei nicht selten als Gegensatz. Sie finden sich in ihrem geistigen Wachstum durch körperliche, triebhafte Aktivitäten und Gefühle behindert. Einige religiöse Vereinigungen untermauern diese Haltung, häufig entspringt sie aber auch aus dem eigenen Ich.

Der Sexualtrieb ist uns angeboren. Man kann ihn nicht abtöten, nur verdrängen. Und wie inzwischen hinreichend bekannt ist, funktioniert das nicht gut und meistens nicht lange – es besteht die Gefahr, dass die verdrängten Potenziale geballt zurückkehren. Basil hilft, Sexualität und Spiritualität zu verbinden, damit sie nicht als Gegensätze nebeneinander stehen bleiben. Beide haben ihren Platz und ihre Berechtigung in unserem Leben.

Crab Apple (Apfelbaum)

Crab Apple ist eine so genannte Reinigungsblüte. Menschen, die Crab Apple brauchen, beschäftigen sich intensiv mit Reinlichkeit und legen Wert auf ein perfektes Äußeres. In Bezug auf ihre Sexualität kann dies problematisch werden: Spontane, intime Zärtlichkeiten sind solchen Menschen kaum möglich, weil sie vorher stets duschen oder baden müssen. Erst recht danach. Dabei werden auch alle Pheromone (sexuelle Lockstoffe) abgewaschen. Crab-Apple-Menschen empfinden Sexualität als etwas Unreines.

Die Blütenessenz hilft, von übertriebener Reinlichkeit wieder etwas Abstand zu gewinnen, und lässt spontane Leidenschaft wieder zum Genuss werden.

Pink Monkeyflower (Gauklerblumenart)
Vor allem während des intimen Zusammenseins haben viele Menschen Angst davor, ihre wahren Gefühle zu zeigen oder auszudrücken. Wer sein Herz öffnet, seine empfindlichen Seiten und intimen Gefühle preisgibt, ist auch verletzbar.

Die Blütenessenz Pink Monkeyflower hilft, trotz solcher Ängste die Türe zum Herzen zu öffnen und sich einander anzuvertrauen.

DER OPTISCHE REIZ – APHRODISIAKA FÜR DAS AUGE

Der Name Aphrodisiaka ist abgeleitet von Aphrodite, der griechischen Göttin der Liebe, Schönheit und Erotik, die mit der römischen Venus identisch ist. Aphrodisiaka sind Mittel zur Förderung der sexuellen Lust. Es gab und gibt keinen Kulturkreis auf dieser Erde, der nicht nach Mitteln und Wegen gesucht hätte, die sexuelle Lust zu steigern. Und tatsächlich finden sich unzählige Rezepturen und Beschreibungen von Pflanzen, Tieren und mineralischen Stoffen, die ein langes, lustvolles Liebesspiel unterstützen sollen: Christian Rätsch hat sie in seinem Buch „Pflanzen der Liebe" sehr schön zusammengetragen und wissenschaftlich fundiert dargestellt. Doch viele Wissenschaftler behaupten sehr ernüchternd, dass es keinen wissenschaftlich nachweisbaren Wirkstoff gibt der tatsächlich die Liebeslust fördert. Und doch: Sie wirken alle. Individuell. Auf ganz anderen Wegen als dem klassisch wissenschaftlich nachweisbaren der biochemischen Reaktion. Sie wirken über die Sinne. Sie berühren das Herz, sie holen Erinnerungen zurück, sie lassen Gedanken an erotische Stunden erwachen, sie wecken die Schmetterlinge im Bauch und zeichnen Bilder im Kopf von schönsten Verführungsszenen. Sie machen Lust darauf.

Aber Aphrodisiaka können ihre stimulierende Wirkung nur bei Menschen entfalten, die Sexualität schon gelebt haben, nur sie stellen eine direkte Verbindung zwischen Erlebtem und dem Jetzt her. Aphrodisiaka sind Vermittler zwischen der Erinnerung an erotische Erlebnisse und dem Wunsch, diese neu zu erfahren. So hat jeder Mensch seinen eigenen Starter für erotische Gefühle, denn er hat ja seine eigene Erotik auch sehr individuell erlebt. Wir lassen uns über das Auge, die Sinne der Haut, den Geschmackssinn und sogar über das Ohr stimulieren. Der wichtigste Sinn in Sachen Erotik ist allerdings die Nase.

Sie werden feststellen, dass Venus und Mars sich zwar beide auf allen Sinnesebenen stimulieren lassen, dass es jedoch Unterschiede gibt in der Intensität der Wirkung bei ihr und ihm. Der optische Reiz ist der wichtigste Reiz für den Mann. Wir Frauen putzen uns heraus und unterstreichen unsere Schönheit, weil wir wissen, dass Männer sehr stark auf diese Bemühungen reagieren. Männer achten beim ersten Kontakt mit einer Frau in erster Linie auf ihre äußere Erscheinung. Doch der optische Reiz behält seine Wirkung ein Leben lang, und so lässt sich ein Partner damit meist auch noch nach vielen gemeinsamen Jahren aus der Reserve locken.

Im Laufe der Zeit zeigt unsere äußere weibliche Hülle naturgemäß gewisse Alterserscheinungen (gottlob bleibt auch der Mann nicht vom Alter verschont). Unsere Brüste folgen der Erdanziehungskraft und an den Geburten unserer Kinder leidet meist auch die Festigkeit der Bauchdecke. Doch zum einen gibt es in der heutigen Zeit genügend Möglichkeiten, optisch Unvorteilhaftes geschickt darzustellen. Außerdem bleibt immer noch vieles, was ihr Partner nach Jahren oder auch ganz neu erotisch findet – und sei es ihre innere Schönheit, ihre weiblich-erotische Ausstrahlung, mit deren Hilfe Sie auch nach über 50 Lenzen die jungen Supermodels in den Schatten stellen. Wer sich selbst schön und erotisch findet, den finden auch andere schön und erotisch, sofern er oder sie damit nicht aufdringlich kokettiert.

Auch Frauen sehen gerne schöne Männer – doch sie verbinden diese optische Freude nicht grundsätzlich mit Erotik und Sexualität. Ein weiterer Beweis für die These, dass vor allem Männer die Optik stimuliert, sind die Pornofilme. Inzwischen ist auch wissenschaftlich-neurologisch nachgewiesen, dass beim Mann und bei der Frau verschiedene Hirnareale aktiv sind, wenn sie einen Pornofilm sehen. Weitaus größere Stimulation erfährt hierdurch der Mann. Viele Frauen fühlen sich von Pornos eher abgestoßen als erregt.

Alles, was uns optisch an Sex erinnert und Spielräume für unsere sexuelle Phantasie schafft, ist ein Aphrodisiakum für das Auge. In sehr früher Form waren das Steine, Pflanzen und Teile von Tieren (wie das Horn des Nashorns), die in ihrer äußeren Form den Geschlechtsteilen ähneln. Aufgrund dieses rein optischen Zusammenhangs schrieb man den entsprechenden Mitteln eine aphrodisische Wirkung zu, bzw. eine Steigerung der Potenz. Alles, was einem Phallus ähnelte, stärkte nach altem Glauben die Manneskraft und die Fruchtbarkeit beider Geschlechter. Alles, was den weiblichen Genitalien ähnlich sah, förderte die Lust, vor allem aber die Fruchtbarkeit der Frau. Interessanterweise wurde beides verknüpft: Lust und Fruchtbarkeit ließen sich nur zusammen verstärken.

Steine, deren Form an einen erigierten Penis erinnern, galten schon in archaischen Gesellschaften als fruchtbarkeitsfördernd und potenzsteigernd. Je größer der Stein, umso stärker seine Wirkung. Fruchtbarkeitsrituale um diese oft mehr als mannshohen Gebilde hatten einen erotisierenden Effekt auf alle Beteiligten, Männer wie Frauen.

Zusammen mit ein paar Freundinnen habe ich Tausende von Jahren nach der Steinzeit so einen Phallus-Stein aufgesucht. Zu Forschungszwecken und aus geschichtlichem Interesse. Der Stein hatte knapp Brusthöhe und war das exakte Ebenbild eines Phallus, so als wäre er in einer Bildhauerwerkstätte entstanden. Es war schon beeindruckend, welche Reaktionen der Stein bei uns Damen auslöste. Erst war es verlegenes Gekicher, dann freche Bemerkungen über Männer. Schließlich ein zaghaftes Berühren des Steines, fast so, als könnte er beißen, und zuletzt kletterten wir auf ihm herum bis die Phantasie mit uns durchbrannte ... Während meine Freundinnen immer noch ihre unzüchtigsten Gedanken äußerten bemerkte ich in der Nähe einen anderen Stein etwa der gleichen Größe, aber von unscheinbarer Gestalt. Wir haben ihn völlig ignoriert. Aphrodisisch wirkte also nicht das Material des Steines, nicht seine Lage in der Natur oder seine Größe. Aphrodisisch wirkten NUR seine Form und unsere Phantasie. Dieser Stein war und ist bis heute ein Aphrodisiakum für die Augen, mit sehr starker Wirkung.

Einige Aphrodisiaka aus der Pflanzenwelt wirken ebenfalls über die Augen, andere durch ihren Duft über die Nase. Spargel beispielsweise gilt als Aphrodisiakum, obwohl, wie bereits erwähnt, in ihm wie in allen anderen Pflanzen kein Inhaltsstoff gefunden werden kann, der nachweislich lustfördernd ist. Auch zwischen dem Spargel (zumindest in rohem Zustand) und dem männlichen Glied lässt sich mit ganz wenig Phantasie ein Zusammenhang herstellen. Das gleiche gilt für die Banane und viele andere Pflanzen und Früchte, die einem Phallus ähneln. Sie alle haben aufgrund ihrer Optik eine mehr oder weniger aphrodisische Wirkung auf denjenigen, der damit eine Verbindung zur eigenen, positiv erlebten Sexualität herstellt.

Seit etwa zehn Jahren veranstalte ich in meiner Praxis zweimal jährlich einen Abend zum Thema „Spiegel der Venus" – Aphrodisiaka für Frauen. Zu diesem Zweck brachte eine Freundin von mir einen Griespudding mit, in den sie Bananen steckte – unverkennbar ein Phallus-Symbol. Die Wirkung war nicht schlagartig aphrodisisch auf die Gruppe. Einige fanden es geschmacklos, wie die Bananen da rumstanden. Einige kicherten verstohlen, andere, sehr offene Geschlechtsgenossinen wagten die Prognose, dass es sich hier um eine Übungsplatte für Oralsex handelte, was die erste Gruppe noch mehr empörte. Ich nahm also die augenscheinlich so anstößige Süßspeise, hielt sie vor mich hin und beruhigte die Anwesenden: „Meine Damen – es handelt sich hier um harmlose BANANEN. Und würden diese Früchtchen im Griespudding LIEGEN, hätten sie gar keine Wirkung."

Pflanzen und Früchte, die an das weibliche Genital erinnern, gibt es weit weniger. Hierzu gehören die Artischockenherzen, die von oben betrachtet mit viel Phantasie einer Vulva ähneln. Auch die Feige: In unversehrtem Zustand ähnelt sie einem Hoden, aufgeschnitten dem weiblichen Geschlecht. Die Zwetschge steht durch ihre äußere Form sogar im Volksmund für das weibliche Geschlecht.

Zum Leidwesen der Tiere haben auch sie Körperteile, die angeblich lust- und fruchtbarkeitsfördernd sind – via Auge und Gehirn. Das bekannteste Beispiel dafür ist das Horn des Nashorns, das auf dem Schwarzmarkt in pulverisierter Form so teuer ist wie Drogen. Man(n) glaubt bis heute, dass sich durch die Einnahme des Pulvers seine Potenz in Größe und Härte dem Nashorn-Horn angleicht. Auch Elefantenstoßzähne, Tigerzähne, der getrocknete Penis des Wals, oder gebackene Stierhoden – sie alle zeigen offensichtlich Wirkung. Aus dieser Sicht betrachtet ist Viagra eine Erfindung, die dem Artenschutz wirklich entgegen kommt.

Auf der weiblichen Seite finden wir die Auster und andere Muschelarten. Austernschlürfen gehört zu einem aphrodisischen Essen dazu und soll erregend wirken, angeblich auf beide Geschlechter. Beim Mann, weil ihn die Auster in Gestalt und Geruch an die Vulva der Frau erinnert, bei der Frau, weil sie Parallelen zieht zwischen der Art, wie er mit den Lippen die Auster behandelt und eigenen sexuellen Wünschen. Das Auge verknüpft also auch hier bereits Erlebtes mit der optischen Qualität einer Frucht oder Pflanze und weckt so erotische Wünsche.

VERFÜHRUNG DURCH DÜFTE – APHRODISIAKA FÜR DIE NASE

Von all unseren Sinnesorganen ist die Nase bei der Partnerwahl und in der Sexualität das wichtigste. Zwar haben wir im Laufe der Evolution im Vergleich zu anderen Säugern wie Katze oder Hunde zwei Drittel unserer Riechrezeptoren eingebüßt, doch die uns verbliebenen reichen immer noch, um etwa 350 Gerüche unterscheiden zu können und uns an sie zu erinnern. Düfte und Gerüche beeinflussen unser Handeln und unsere Gefühle, sie steuern unsere Stimmung, können Lust- oder Unlustgefühle, Sympathie und Ablehnung hervorrufen. Meist merken wir gar nicht, wie sehr Düfte für unser Befinden verantwortlich sind. Wir messen dem Geruchssinn in der heutigen Zeit nur mehr wenig Bedeutung zu und so wirken Düfte und Gerüche auch meist im Verborgenen.

Jeder von uns hat einen ganz eigenen Körpergeruch, den man wie einen genetischen Fingerabdruck werten könnte, denn kein zweiter Mensch auf der Welt riecht genau so wie Sie. Schweiß- und Duftdrüsen sind unter anderem für diese individuelle Duftnote verantwortlich. Interessanterweise werden die Duftdrüsen erst ab der Pubertät aktiv und verströmen so genannte Pheromone, sexuelle Lockstoffe. Ein gesundes Kind hat daher keinen Körpergeruch. Die Duftdrüsen sind überwiegend am Ohr, um die Brustwarze, in der Achselhöhle und im Genitalbereich angesiedelt. Für den aufgeklärten Leser sind diese Zonen unschwer als erogene Zonen zu erkennen.

Wenn wir einen Partner also gut riechen können (im wahrsten Sinne des Wortes), so kommt er in die engere Wahl. Sein Geruch steht vor seinem Aussehen und vor seinem Besitz, wenn es darum geht, Intimitäten auszutauschen. Jeder Mensch hat nun andere Erfahrungen mit Gerüchen und Düften, und so wird er recht individuell auf sie reagieren. Aber, so wie es Farbenblindheit gibt,

gibt es auch geruchsblinde Menschen, die bestimmte Duftstoffe nicht wahrnehmen können. Das erklärt auch, weshalb auch Menschen mit starkem natürlichem Körpergeruch ihre Partner finden – denn diese nehmen ihn abgeschwächt wahr oder verbinden mit diesem oder ähnlichen Gerüchen positive Erfahrungen aus der Kindheit und Jugend.

Dank unserer Kosmetikindustrie mit ihren zahlreichen Duftwässerchen und Parfums wird es immer schwieriger für unsere Nase, den Partner auf seinen echten Duft hin zu überprüfen. Wenn sich dieser echte Duft aber im Laufe der Zeit als unpassend herausstellt, hat die Beziehung in der Regel keine Chance.

Eine meiner Patientinnen – eine gepflegte Dame mittleren Alters – war auf der Suche nach einem Partner. Und das schon seit Jahren. Schließlich hatte sie Glück und lernte einen sympathischen Herrn kennen, mit dem sie kleinere Unternehmungen machte und in ihre geliebte Oper ging. Bei einem ihrer Besuche in meiner Praxis erzählte sie mir von ihrer neuen Liebe. Sie schilderte ausführlich seine Vorzüge und kam dann zu dem Schluss, dass sie dennoch erst dann ein intimes Verhältnis mit ihm eingehen könne, wenn sie ihn gerochen hätte. Das erstaunte sogar mich.

„Wissen Sie, er ist sehr gepflegt und hat immer einen zarten Duft teurer Parfums an sich. Aber genau deshalb habe ich keine Ahnung, wie er wirklich riecht, verstehen Sie? Ich habe mir aber etwas einfallen lassen: Ich gehe mit ihm am Wochenende eine Bergtour und danach in die Sauna. Dann rieche ich ihn, und dann werde ich mich entscheiden."

GUT.

In feinen, kaum merklichen Nuancen unseres Körpergeruchs betören wir also das andere Geschlecht. Unsere Nase ist direkt mit dem limbischen System des Gehirns verbunden, wo Gefühle, Erinnerungen, das Gedächtnis und die Hormone eine gewisse Steuerung erfahren, indem sie sich an unsere Erlebnisse und an Begebenheiten um uns herum anpassen bzw. darauf reagieren. Wir können die Wirkung unseres Duftes nicht bewusst steuern, weil wir meist keinen bewussten Bezug herstellen zwischen ihm und den aus seiner Wahrnehmung resultierenden Gefühlen. Nur wenige Emotionen verknüpfen wir direkt mit einem Geruch, zum Beispiel erinnert uns ein frisch gebackener Kuchen an zu Hause, oder Lavendelduft an unsere schreckliche Deutschlehrerin, die sich immer darin einhüllte. Die allermeisten Reaktionen auf Düfte aber laufen unbewusst ab.

Aus der Geschichte wissen wir, dass es einige berühmte Persönlichkeiten gab, die den Duft der ihnen vertrauten Menschen bewusst genossen. Dazu gehörte der Sonnenkönig Ludwig XIV. Er gab seinen Bediensteten den Befehl, sich nur alle vier Wochen zu waschen, was zur damaligen Zeit gar nicht so spektakulär war. Auch Napoleon schrieb seiner Geliebten Josefine: „Wasch dich nicht, ich komme bald." Durch widrige Umstände dauerte dies dann noch ganze sieben Monate.

Der Kosmetikindustrie ist es auch nicht entgangen, dass wir Menschen auf Pheromone reagieren und diese unser Verhalten steuern. Und so sind den meisten Parfums, Eau de Toilettes und anderen Wässerchen Duftstoffe zugesetzt, die eine ähnliche Wirkung haben wie die körpereigenen Pheromone. So gesehen waschen wir unsere natürlichen Pheromone ab und geben die synthetischen drauf. Damit riechen nun einige Tausend Frauen gleich, ebenso einige Tausend Männer. Ein echtes Verwirrspiel für unsere Nasenrezeptoren.

Nach diesen Ausführungen zu unseren Nasenqualitäten ist es einleuchtend, dass die wirksamsten Aphrodisiaka diejenigen sind, die über die Nase wirken, also Räucherungen und ätherische

Öle. Doch haben wir hier wie beim Auge die gleiche Wirkungsgrundlage: Jeder Mensch assoziiert andere Gefühle mit den verschiedenen Düften, und so haut zum Beispiel Ylang-Ylang nicht jeden gleich vom Hocker. Es kann durchaus sein, dass jemand diesen Duft mit negativen Erfahrungen verbindet, und dann sind alle Mühen vergeblich.

Wenn Sie sich eine Duftmischung zusammenstellen, die nur Sie inspirieren soll, können Sie selbstverständlich all die Düfte wählen, die in ihre Nase passen. Sollen diese Düfte auch ihren Partner inspirieren, wird es schon schwieriger. Beide müssen die gewählten Düfte als angenehm empfinden, damit sie aphrodisisch wirken können.

Ätherische Öle

Ätherische Öle sind einfach anzuwenden: Sie hüllen einen Raum in zarten Duft, sie verwandeln einfaches Mandelöl in verführerisch-erotisches Massageöl, oder machen aus Badewasser einen Schönheitspool. Sie hinterlassen keine Rückstände und sind in der Anschaffung relativ günstig.

Ätherisch heißt himmlisch. Ätherische Öle binden in sich den himmlischen Duft der Pflanzen. Winzigste Tröpfchen dieser kostbaren Substanzen sind in oder auf der Pflanze, ihren Blüten, Blättern, Rinden, Wurzeln, Harzen, im Holz oder in der Schale zu finden. Mit dem Ausdruck (ätherisches) Öl verbinden vielleicht mache von uns die Vorstellung von schweren Ölen, Motorölen, Salatölen, Massageölen etc. Doch die ätherischen Öle, die Träger der Düfte, sind leicht und flüchtig.

Je nach Pflanzenart ist die Ausbeute an ätherischen Ölen unterschiedlich. Pflanzen wie die Südfrüchte enthalten reichlich ätherische Öle, die sich leicht mit Hilfe von Wasserdampfdestillation gewinnen lassen. Daher sind sie günstig im Preis. Für ein Kilo ätherisches Rosenöl hingegen benötigt man 5.000 Kilo frische Rosenblütenblätter – entsprechend teuer sind solche Essenzen. Synthetisch hergestellte Düfte riechen zwar wie in unserem Beispiel nach Rose, doch es fehlt ihnen der Geist der Rose. Synthetischen Ölen fehlt die tief greifende Wirkung des natürlichen Duftöls auf unsere Psyche.

Ätherische Öle erreichen über die Nase direkt unser Gehirn, und können ihre wunderbare Wirkung dort unmittelbar entfalten. Sie wirken ausgleichend, anregend, beruhigend, euphorisierend, aphrodisisch – je nach verwendetem Öl. Da wir – wie oben beschrieben – mit den Düften unsere ureigensten Erfahrungen gemacht haben und damit Erinnerungen verbinden, ist es wichtig, dass in Partnerschaften beide den gewählten Duft mögen.

Die Düfte, denen eine aphrodisische Wirkung zugesagt wird, sind die unten angeführten. Es kann selbstverständlich auch ein Duft aphrodisisch auf Sie wirken, der hier nicht aufgeführt ist, den jedoch beide Partner mit angenehmen Erinnerungen verbinden. Zum Beispiel mit der Erinnerung an eine heimliche Liebesnacht am Strand unter Pinien, deren Duft sie damals eingehüllt hat – wenn diese beiden wieder die Pinie riechen in Form des ätherischen Öls, so wird ihnen sicherlich sofort diese Nacht in Erinnerung kommen. Vielleicht haben beide dann Lust, diese Nacht zu wiederholen? Andere empfinden Pinie möglicherweise als entsetzlich übel riechend und weit von jeder aphrodisischen Wirkung entfernt. Was ich damit sagen möchte ist, dass Sie bei der Auswahl in erster Linie auf Ihre Nase und Ihre Gefühle hören sollten, und nicht nur auf den beschriebenen aphrodisischen Effekt.

Rose

Der Duft der Venus, die Blume der Liebe, der Herzensfreude, der Hingabe, der Partnerschaft. Gönnen Sie sich echtes Rosenöl. Sie brauchen davon nur Spuren, denn es riecht sehr intensiv und verzaubert die Stimmung ein einem Raum innerhalb weniger Minuten.

Ylang-Ylang

Ein schwerer, süßlich-betörender Duft. Ylang-Ylang verzaubert und entführt in die Märchenwelt von 1001 Nacht. Wärme zwischen den Partnern und im Körper öffnet die Tore für zärtliche Liebesnächte. Wirkt besonders auf Männer.

Sandelholz

Ein etwas leichterer Duft als Ylang-Ylang, fein holzige Note, hat eine wunderbar beruhigende, Stress lösende Eigenschaft, und bringt eine spürbar erotische Stimmung.

Neroli

Das Öl der Orangenblüte ähnelt in keinster Weise dem Duft der Frucht. Neroli hat eine schwere, uns einhüllende Süße. Manche behaupten, der Neroliduft hilft, seinen Körper zu lieben und anzuerkennen, ebenso nimmt er die Anspannung im Zusammenhang mit aufregenden Ereignissen. Vielleicht auch dem einer besonderen Liebesnacht?

Zimt

Das ätherische Öl von Zimt öffnet die Sinne für den, der diesen Duft mag. Seine erotisierende Eigenschaft mag auf die gesteigerte Durchblutung und der daraus folgenden Wärme im Körper zurückzuführen sein. Zimt sollte man zusammen mit anderen Ölen verwenden, um die Wirkung zu verstärken.

Tuberose

Besitzt einen schweren, blumig-herben Duft. Angeblich ist dieser Duft dem weiblichen Geschlechtsgeruch am ähnlichsten und daher in seiner aphrodisischen Wirkung kaum zu übertreffen. Tuberose verstärkt das ganz persönliche Charisma und verhilft zu einer unwiderstehlichen Ausstrahlung. Echtes Tuberose-Öl ist sehr teuer und nur schwer erhältlich.

Jasmin

Wer kennt ihn nicht, den betörenden Duft der weißen Jasminblüten, der uns schon einige Meter vor dem Strauch um die Nase weht. Blumig-süß und verführerisch öffnet dieser Duft das Herz und die Sinne für die Liebe.

Iris

Dieses Öl ist sehr teuer und oft verfälscht, achten Sie daher beim Kauf auf gute Ware. Iris duftet ein wenig wie Veilchen, warm und süß mit dem Hauch einer herben Note. Das ätherische Öl der Iris hat nicht primär aphrodisische Wirkung. Was ihren Duft auszeichnet ist ihre Fähigkeit, seelische Wunden zu heilen und zu harmonisieren. Sie ergänzt sehr gut Duftmischungen mit Rose, Jasmin oder Sandelholz.

Muskatellersalbei

Schon die Pflanze zu berühren hinterlässt ihren Duft an den Fingern, und dieser erinnert fast penetrant an männlichen Schweiß. Pheromone in Überdosierung. Nicht alle lieben diese intensive Konfrontation mit herb-duftender Männlichkeit, daher nur sehr sparsam verwenden. In der Wirkung entspricht er den echten Pheromonen. Lässt sich gut mit herben Düften mischen (zum Beispiel Zirbelkiefer, Zeder, Bergamotte etc.).

Eisenkraut

Der zitronig-frische Duft ist sehr angenehm. Eisenkraut gehört zum Mars und stärkt daher seine urtypischen Züge. Es wirkt anregend, inspirierend, motivierend vor allem auf den Mann. Es hat nicht unbedingt eine aphrodisische Wirkung, jedoch ergibt sich diese meist aus den oben genannten Vorgängen.

Neben den hier angeführten ätherischen Ölen gibt es zahlreiche weitere Düfte. Vor allem für das Selbstbewusstsein der Männer seien Zirbelkiefer und Zeder noch einmal erwähnt. Wenn Sie sich näher mit ätherischen Ölen befassen wollen, empfehle ich Ihnen einschlägige Literatur aus dem Fachbuchhandel.

Anwendung ätherischer Öle

Ätherische Öle lassen sich auf verschiedene Weise anwenden. Die bekannteste ist die Duftlampe: Geben Sie etwas Wasser in das Schälchen der Duftlampe und tropfen dann darauf einige Tropfen des gewünschten ätherischen Öls. Ätherische Öle bilden kaum Rückstände und duften zart und fein.

Eine weitere beliebte Variante ist die Kombination mit Massageölen oder Bädern. Geben Sie hierzu auf 50 ml Massageöl ca. 10 – 15 Tropfen der von Ihnen gewählten Öle. Als Faustregel gilt: je teurer, umso weniger Tropfen. Sehr teure Öle sind nämlich meist auch sehr intensiv im Duft und sollen daher nur sparsam verwendet werden. Am besten Sie fangen mit weniger Tropfen an. Steigern können Sie immer noch.

Warnhinweis: Allergien auf ätherische Öle sind möglich. Diese können sich durch Reizungen der Atemwege wie auch der Haut äußern. Sollten Sie an Allergien leiden, so beraten Sie sich bitte vor der Anwendung der ätherischen Öle mit Ihrem Therapeuten.

Zusätzlich zu den in diesem Buch schon empfohlenen aphrodisischen Bädern hier noch ein paar Grundrezepte für selbst gemischte Badezusätze oder Massageöle:

Persönliches Duftbad

2 Esslöffel Sahne und 2 Esslöffel Honig zu einem geschmeidigen

Brei verrühren. In diesen Brei geben Sie je nach Geschmack 15 – 20 Tropfen Ihrer Lieblingsdüfte. Noch einmal verrühren und ins einlaufende Badewasser gießen. Immer wieder frisch zubereiten.

Persönliches Massageöl
Nehmen Sie 50 ml eines Grundöls. Beispielsweise Hagebuttenkernöl (venusisches Öl, teuer, aber gut) oder Mandelöl (pflegend) oder ganz einfach Sonnenblumenöl (Salatöl, pflegend und gut verträglich). In diese 50 ml Öl geben Sie 15 – 20 Tropfen Ihrer Lieblingsdüfte, kurz schütteln – fertig. Hält ca. 2 – 3 Wochen.

Warnhinweis: Die Anwendung von Ölen jeder Art im Genitalbereich kann die Sicherheit von Kondomen beeinträchtigen. Sie reißen häufig bei Kontakt mit Öl.

Räucherungen – archaische Rituale

Von den vielen Möglichkeiten, sich eine erotisch-verführerische Stimmung in die Räume zu zaubern, gehören für mich die Räucherungen zu den wirkungsvollsten. Das Räuchern ist eines der ältesten, bekannten Rituale, das nahezu ausnahmslos von allen Völkerstämmen in verschiedenen Bereichen angewendet wurde. Räucherungen holen einen ein Stück zurück in wild-ursprüngliche Zeiten. Das Feuer, in Form der glühenden Kohle ist die Miniaturausgabe einer Feuerstelle, und das Auflegen der Harze, Hölzer und Kräuter wie eine kleine magische Handlung. Der Duft der Räucherung verteilt sich mit kleinen Rauchkringeln im Raum und verzaubert.

Räucherungen mit den von mir empfohlenen Räucherstoffen sind harmlos im Vergleich zu den aphrodisischen Räucherungen, die noch bis ins Mittelalter üblich waren. Verschiedene Kräuter zeigen ihre toxische Wirkung ja auch via Rauch und so kamen Pflänzchen zur Anwendung, die alle anwesenden in ekstatischen Rausch versetzen. Hinterher wussten sie nichts mehr von dem, was sie getan hatten – was einer Generalamnestie gleichkam. Andere Räucherungen bewirkten, dass Menschen für alle Zeit verzückt blieben, oder besser gesagt verrückt.

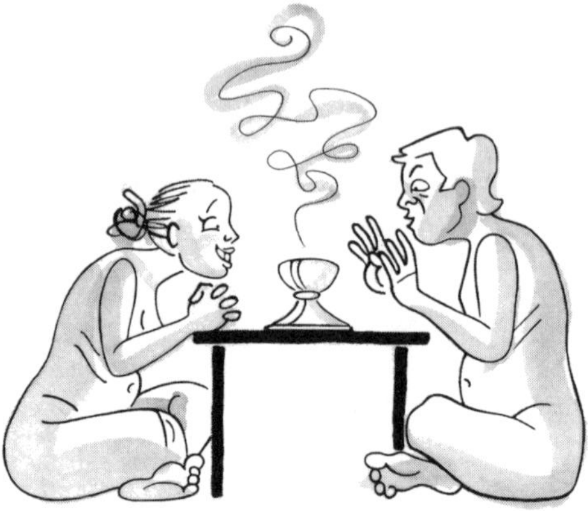

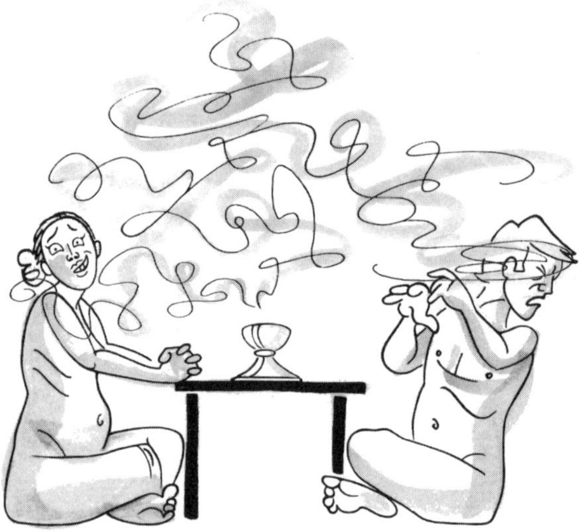

Für das Räuchern gilt wie für die ätherischen Öle: Beide Partner müssen den Duft mögen. Fertigmischungen sind eine einfache Alternative, doch ich plädiere gern für individuelle Kreationen, die man sich ganz einfach selbst mischen kann. Räucherungen, die für Liebesrituale besonders geeignet sind, sind Harze und Hölzer. Kräuter und Blüten können ergänzend dazu gemischt werden, doch verbrennen diese sehr schnell und rauchen meist stark. Fertige Mischungen enthalten meist beides, daher den Inhalt immer gut vermischen, bevor man etwas davon auf die Räucherkohle legt. Die schwereren Harze liegen nämlich meist am Boden. Da aphrodisische Harze, Hölzer, Kräuter und Blüten rar sind, kann man sie einzeln kaufen und nach Lust und Laune auf die Kohle legen, in jeder beliebigen Mischung oder auch einzeln.

Richtig räuchern

Das Wichtigste für eine gute Räucherung ist ein hitzebeständiges Gefäß. Eine Tonschale, ein Messingschüsselchen, auch eine schöne Muschel. In dieses Gefäß füllen Sie feinen Sand (zum Beispiel Vogelsand aus der Zoohandlung). Nun zünden Sie die Räucherkohle mithilfe eines Feuerzeuges an einer Seite an. Sie brennt nicht mit einer Flamme, sondern sprüht feinste, rote Fünkchen. Nun setzen Sie die Kohle auf den Sand und warten, bis die Fünkchen durch die ganze Kohle hindurch sind und erlöschen. Nun noch ein paar Minuten Geduld, und die Kohle beginnt zu glühen. Jetzt können Sie die gewünschten Räucherstoffe in kleinsten Mengen darauf streuen. Zu viel Räucherstoffe entwickeln Rauchschwaden – und sie wollen Ihren Partner ja nicht ertasten müssen oder gar Anlass zu der Befürchtung haben, dass er ersticken wird. Auch Husten und Augenbrennen sind eine schlechte Basis für erotische Stunden.

Die Räucherkohle glüht je nach Größe bis zu einer halben Stunde. Vorsicht: die Hitze der Kohle kann sich über den Sand und das Gefäß ausweiten. Unter Umständen kann Holz oder Kunststoff sich dadurch verfärben und verformen. Die beste Unterlage ist Keramik oder Stein.

Alle Räucherwerke, die wir als angenehm empfinden, heben unsere Stimmung und sind so gesehen auch dazu geeignet, eine erotisch-verführerische Atmosphäre zu schaffen. Die im Folgenden beschriebenen Räucherstoffe sind die bekanntesten mit erotischer Wirkung – wobei sie natürlich auch weitere Wirkungen haben, die hier jedoch nur angedeutet sind.

Die besten selbst gemischten Venus-Räucherungen

Labdanum

Der Labdanum-Duft ist herb und holzig und erinnert an Ambra. Er macht angenehm schwer, erdet in wohliger Wärme und erinnert an arabische Nächte. Sparsam verwenden. Labdanum ist Aphrodite geweiht und entführt in erotische Welten voll betörender Sinnlichkeit. Die klebrige Masse ist allerdings schwer zu räuchern. Labdanum findet auch in der Parfumindustrie Verwendung.

Drachenblut

Sehr herber, geheimnisvoller Duft, der nach einer Mischung mit anderen Räucherstoffen verlangt. Drachenblut verleiht magische Kraft und dynamische Energie. Die Räucherung stärkt marsische Elemente und fördert die körperliche Leidenschaft. Wirkt vor allem auf das innere Feuer der Männer.

Tolubalsam

Der weiche Rauch ist balsamisch und phantasievoll mit vanilleartigen, blumigen Elementen. Er entspannt, führt zur eigenen Mitte und stärkt. Wirkt inspirierend und beflügelt die Kreativität, ist stimmungsaufhellend und aphrodisisch. Zum Genießen und Loslassen-Können. Öffnet das Herz für den Partner.

Mandelharz
Duftet leicht holzig, mit einer Spur gebrannte Mandeln. Passt gut in Mischungen, die harmonisierend wirken sollen, denn es ist neutral in der Wirkung: Mandelharz verfeinert das Gespür und öffnet für positive Gefühle.

Copaivabalsam
Herbwürziger Duft. Öffnet den Geist, regt an und konzentriert die Aufmerksamkeit auf das momentane Geschehen. Wirkt angenehm klärend auf den Geist, lindert inneren Schmerz und gibt neuen Mut.

Perubalsam
Der feinherbe Duft wirkt ausgleichend und anregend. Spricht in seiner interessanten, fremd- und neuartigen Wirkung vor allem Männer an. Macht neugierig.

Copal schwarz
Dezent frischer, inspirierender Duft von Zitrusfrüchten, mit einem Hauch von Weihrauch und Pinien. Wirkt klärend und reinigend. Stärkt den Geist und die Spiritualität.

Tonkabohne
Nussig-vanilliger, warmer Duft, der entfernt an Weihnachtsmärkte erinnert. Wirkt als Glücksbringer und ruft unbeschwerte Stimmungen und Erlebnisse aus der Kindheit wach.

Styrax
Voller, blumiger Duft wie aus 1001 Nacht. Macht angenehm schwer, entführt ins Reich der Träume. Am besten geeignet für eine Räucherung NACH dem Liebesspiel. Trägt in einen entspannten Schlaf hinüber.

Mastix

Feiner, ein wenig herber Duft, frisch und anregend. Kostbar. Klärt die Sinne, stärkt die Sensibilität, macht aufmerksam und offen für die Kraft der Liebe.

Benzoe Siam

Schwerer, herb-vanilliger Duft. Euphorisierend und mit deutlicher Wirkung auf den Genitalbereich. Versetzt in eine träumerische, transzendente Stimmung. Einer der sinnlichsten, vielleicht der zauberhafteste Räucherstoff überhaupt. Der verwandte Benzoe Sumatra hat einen sehr herb-scharfen Duft. Benzoe Siam ist in jedem Fall zu bevorzugen.

Iriswurzel

Reinigt, harmonisiert, in erotischen Liebesräucherungen. Der Duft zieht das andere Geschlecht magisch an.Erinnert entfernt an sommerliche Kartoffelfeuer. Stark erdend. Wirkt auf die archaisch-triebhaften Kräfte, aber auch reinigend. Weckt ursprüngliche, gezügelt-wilde Elemente der Erotik.

Zimt

Angenehmer Duft nach Zimt, wärmend und entspannend. Macht offen, stärkt die Überzeugungskraft und das Charisma.

Sandelholz

Der Duft von weißem Sandelholz ist auch beim Räuchern unverfälscht und fein, süßlich-herb, schwer, betörend. Sandelholz ist für seine aphrodisische Wirkung altbekannt. Rotes Sandelholz duftet zart und süß-aromatisch und hat wenig Ähnlichkeit mit dem klassischen Sandelholz-Duft.

Kostuswurzel
Der Duft der Kostuswurzel ist schwer und holzig. Er erdet und stärkt sowohl unsere Urkräfte als auch die venusische Ausstrahlung. Seit dem Altertum bekannt, aber dennoch nur schwer erhältlich.

Rosenblüten
Rosenblüten sind der Inbegriff der Liebe. In Liebesräucherungen wirken sie weniger über die Nase, sind jedoch auch hier sehr schön für das Auge.

Patchouli
Holziger, warm-erdiger, herber Duft mit deutlich aphrodisischer Wirkung. Stärkt das Selbstbewusstsein. Dennoch schätzen und mögen nicht alle den Geruch von Patchouli.

Damianablätter
Der Wirkstoff aus den Damianablättern soll seine aphrodisische Wirkung vor allem beim weiblichen Geschlecht entfalten. Beim Räuchern duftet Damiana herb nach Kräutern. Am besten mischt man sie mit Harzen und Hölzern. Alleine geräuchert wenig angenehm.

(BEZUGSADRESSEN FÜR ALLE OBEN GENANNTEN RÄUCHERSTOFFE SIEHE ANHANG)

Fertige Räucherungen
Statt Ihre Räucherungen selbst zusammenzustellen, können Sie einfach auch Fertig-Räuchermischungen kaufen. Die hier vorgestellten Liebesräucherungen sind sehr empfehlenswert und duften zauberhaft. Trotzdem sollten Sie die ganz persönliche, individuelle Räucherung nicht ganz aus dem Auge verlieren.

Aphrodisia

(LIEBESRÄUCHERMISCHUNG DER FA. BELLADONNA, HAMBURG)
Beschreibung des Herstellers: „Diese Räuchermischung schafft eine erotische Atmosphäre. Sie verstärkt die sexuelle Anziehungskraft, die Lust und die Leidenschaft, führt zur Erfüllung in der physischen Liebe; erhöht das sexuelle Verlangen und Begehren, die Sinnlichkeit und damit die Lebensfreude; macht empfänglich für erotische Botschaften."

Sehr zarter, feiner, frischer Duft. Klärt den Kopf und öffnet das Herz, sorgt für eine harmonische Stimmung. (BEZUGSADRESSE SIEHE ANHANG)

Liebesräucherung

(RÄUCHERMISCHUNG DER FA. BELLADONNA, HAMBURG)
Beschreibung des Herstellers: „Mit kostbarem Mastix und feurigem Drachenblut; lässt Liebesschwingungen entstehen und zieht Liebe an. Wird verbrannt, um bestehende Liebe zu verstärken und erweitert die Fähigkeit, Liebe zu geben und zu empfangen."

Sehr angenehmer, weicher Duft. Passt für Venus wie für Mars. Wunderbar! (BEZUGSADRESSE SIEHE ANHANG)

Eros

(LIEBESRÄUCHERUNG DER FA. ISIS-URANIA)
Beschreibung des Herstellers: „Duftet wunderbar blumig-süß, sinnlich und betörend. Entspannende Rose, aphrodisisches Ylang-Ylang und sinnliches Patchouli schaffen eine Atmosphäre, die Liebe, Romantik und erotische Ekstase anregt."

Der blumig-süße Duft dieser Mischung wird sehr gut ergänzt durch eine leicht herbe Note. So werden auch hier Venus und Mars erotisch verzaubert. (BEZUGSADRESSE SIEHE ANHANG)

Kadesha

(RÄUCHERMISCHUNG DER FA. ISIS-URANIA)

Beschreibung des Herstellers: „Sanftes Sandelholz und süße Orange, mit einer grünen Note von Koniferen, verleihen dieser Mischung einen lieblichen Duft. Mit einer harmonisierenden, belebenden und erotisch-entspannten Wirkung, die hilft, Liebesprobleme und Blockaden aufzulösen."

Sehr angenehmer Duft, entspannt und verzaubert, hilft, den Alltag los zu lassen. (BEZUGSADRESSE SIEHE ANHANG)

Räucherungen für eine ausgeglichene Grundstimmung

In unserer hektischen Zeit ist es sinnvoll, vor der eigentlichen Liebesräucherung eine Mischung zu räuchern, die vom alltäglichen Stress und der nervösen Belastung weg führt. Nur entspannt und beruhigt können wir eine Liebesräucherung auch wirklich annehmen.

Hier eine Mischung mit ausgleichender Wirkung:

Kyphi

(RÄUCHERMISCHUNG DER FA. ISIS-URANIA)

Beschreibung des Herstellers: „Wunderbarer, warmer, süßer Duft aus würziger Myrrhe, warmem Weihrauch, erdigem Kalmus und vielen anderen Kräutern. Nach einer altägyptischen Rezeptur. Mit Wein und Honig reift diese Mischung zu einem unvergleichlich angenehmen Rauchwerk, das harmonisiert, entspannt und eine positive Atmosphäre schafft. Als Räuchermittel wurde es am Abend verbrannt und sollte die Sorgen des Tages vertreiben und die Seele reinigen."

Erfrischender, angenehmer Duft. Sehr empfehlenswert. (BEZUGSADRESSE SIEHE ANHANG)

EINE FRAGE DES GESCHMACKS – APHRODISIAKA FÜR DEN GAUMEN

Aphrodisiaka für den Geschmacksinn? Die Zunge kann nur vier Geschmacksqualitäten unterscheiden: süß, sauer, salzig und bitter. Der Rest aller kulinarischen und anderen Geschmackserlebnissen geht wieder einmal über den Geruchssinn. Und nachdem das Auge immer mit isst, lassen sich der optische mit dem Geruchs- und dem Geschmackssinn optimal kombinieren. Dass Bitteres, Salziges und Saures wenig erotisch wirkt, versteht sich von selbst. Süßes in Form von Zucker, Süßigkeiten, Gebäck und Kuchen verbinden die meisten Menschen mit Verwöhntwerden oder als Belohnung – so wie sie es im Kindesalter erfahren haben. Daher darf bei einem verführerischen Abendessen eine süße Nachspeise nicht fehlen, am besten noch mit optischer Untermalung.

Hier ein Vorschlag für ein erotisches Dinner und die symbolische Bedeutung der einzelnen Zutaten:

Das Eros-Menü

Exklusiv für dieses Buch entwarf Bernhard Birk, Chef de Cousine im 4-Sterne-Hotel Albana in Silvaplana (bei St. Moritz/Schweiz) ein phantastisches Abendmenü, das Sie über Ihre Augen und Ihren Gaumen in eine verzauberte, sinnlich-erotische Stimmung bringt.

1. Gang:
Austernragout in einer spritzigen Sektsauce mit Zucchinistreifen und Dill, rote Cherrytomaten mit etwas Olivenöl und wenig Cayennepfeffer,
scharf

2. Gang:
Salat von **knackigem** Spargel mit Basilikum,
Würfel von Büffelmozzarella mit geschrotetem Pfeffer

3. Gang:
Cappuccino von Sellerie mit **anregendem** Prosecco aufgefüllt, Haselnüsse

4. Gang:
Rindsfilet in Safransud, pochiert mit Vanille-Schwarzwurzeln und Birnen-Kartoffelschaum, Rosenblätter
geheimnisvoll und ungewöhnlich

5. Gang:
Betörende Feige in Rosmarinwein mit Erdbeer-Himbeer-Salat und Melisse, auf einer Kirsch-Mascarponecreme

6. Gang:
Chili-creme brulee mit Zimt-Banane und geschmolzener Schokolade, **einfach zum Schlecken ...**

Sie fragen sich, was an diesem Menü so erotisch ist, bzw. was uns so sinnlich verzaubern soll? Wie schon beschrieben, wirken Aphrodisiaka durch ihren Geschmack, durch ihr Aussehen und durch ihre ihnen zugeschriebene assoziative Wirkung. Damit Sie dieses Menü mit allen Sinnen verzehren, hier die Beschreibung der einzelnen Zutaten in Hinblick auf ihre aphrodisische Wirkung.

Das Austernragout
Wir beginnen mit der Auster. Wie bereits beschrieben, erinnert die rohe Auster in Form und Geruch an das weibliche Genital. Meistens wird sie genüsslich geschlürft, hier badet die Auster als

Ragout in einer spritzigen Sektsauce. Sekt wirkt bekanntermaßen anregend und auflockernd. Sicherlich einer der Gründe, weshalb er bei fast jedem Empfang gereicht wird. Die Zucchini verweist auf das Gegenstück zur Auster, denn sie symbolisiert das männliche Genital. Dass es in Streifen geschnitten ist, schmälert die Wirkung des Gemüses nicht, da beim Essen die gesamte Zucchinifrucht assoziiert wird.

Etwas ungewöhnlich ist der Dill als Gewürz: Er ist als das „Durchhaltekraut" bekannt. Die römischen Gladiatoren haben sich vor den Kämpfen damit eingerieben. Dill gehört aus astrologischer Sicht dem Merkur an. Dieser Planet fördert unter anderem die Kommunikation, den zwischenmenschlichen Austausch, und das tun auch alle Gewürze und Pflanzen, die ihm zugeordnet sind. Spargel ist ein sehr edles Gemüse mit außergewöhnlichem Geschmack und nur im Frühjahr zu haben. Deshalb wird er auch als König des Gemüses bezeichnet. Auch er erinnert optisch an den Penis und wirkt deshalb aphrodisisch. Seine Wirkung wird noch unterstrichen durch Basilikum, der von alters her als Aphrodisiakum bekannt ist. In diesem Fall ist es nicht das Äußere der Gewürzpflanze, das aphrodisisch wirkt, sondern vielmehr der Geruch: Basilikum hat etwas herb-männliches, es erinnert entfernt an den Geruch menschlicher Pheromone.

Zu diesen kräftigen Aphrodisiaka kommt nun noch Büffelmozzarella hinzu. Hier ist es weniger die Symbolik des Milchproduktes selbst, als der Verweis auf den Büffel, der aphrodisisch wirkt. Die Kraft und Potenz des Büffels, seine strotzende Gesundheit und Würde wurden schon von den Indianern bewundert. Ein Produkt aus der Milch dieser Tiere muss doch etwas von ihren Eigenschaften transportieren, oder? Zur Vollendung der marsisch-dynamischen Vorspeise wird sie mit geschrotetem Pfeffer verfeinert, ein Gewürz des Mars, scharf, brennend, anregend.

Der Selleriecappuccino

Auch wenn Sie nach dieser Vorspeise schon versucht sind, das Schlafzimmer aufzusuchen, so kann ich Ihnen nur raten, genießen Sie auch den Rest. Der Cappuccino von Sellerie enthält die bekannteste aphrodisische Gemüsepflanze unserer Heimat. Der Duft des Sellerie ähnelt wie der des Basilikum den menschlichen Pheromonen. Aus dem anregenden Prosecco kommt die Wirkung hörbar zu Tage. Gekrönt wird der zweite Gang schließlich durch Haselnüsse. Schon Hildegard von Bingen schrieb über die Haselnuss: „Sie fördert die Wollust und taugt zu Heilzwecken kaum". Unsere Großväter kannten noch den Brauch des Kräftemessens unter jungen Burschen, die versuchten, mit bloßen Händen die Schalen der Haselnüsse zu knacken. Gelang dies, so galten die Jünglinge als kraftvoll, männlich und potent. Sie sollten aber dennoch geknackte Haselnüsse auftischen.

Das Rindsfiletsteak

Die aphrodisische Wirkung des Rindsfiletsteaks zu deuten fällt uns nach obiger Beschreibung des Büffels schon nicht mehr schwer. Ein Stier führt Herden von oft mehreren hundert Kühen an. Er muss Mut und Kraft zur Verteidigung seiner Herde haben, und – wohl weit anstrengender – die Potenz, um allen Herdenmitgliedern zu Nachwuchs zu verhelfen. Ein Teil dieser Kraft und Potenz steckt symbolisch auch im Rinderfilet. Selbst wenn Sie selbst Vegetarierin sind, sollte sie ihrem Mars ein Stück Fleisch gönnen. Gemüse alleine weckt die marsischen Eigenschaften nur selten.

Seine Wirkung entfaltet das Rinderfiletsteak optimal in einem Safransud. Safran ist das teuerste Gewürz, das es gibt. Man benutzt es nur in Spuren, denn Safran ist eigentlich giftig. Safranstäbchen oder das Pulver sind von einem dunklen, satten Rot, die mit Safran gewürzten Speisen erhalten eine tiefe gelb-orange Färbung. Schon diese Farben lassen eine anregende, kräftigende

Wirkung vermuten. Safran wird der Sonne zugeschrieben, bringt demnach Licht ins Herz, erheitert das Gemüt und wirkt ausgleichend auf das Nervensystem. Kurzum: Schlechte Laune und mürrische Stimmungen verschwinden.

Zu dieser kräftigenden und fröhlich stimmenden Kreation werden Vanille-Schwarzwurzeln und Birnen-Kartoffelschaum gereicht. Vanilleduft lieben vor allem die Frauen. Vanille stärkt die Psyche, nimmt Nervosität und Unruhe, wirkt wunderbar ausgleichend. Daneben – oder mittendrin – die Schwarzwurzeln, unverkennbar auch sie ein Phallussymbol mit entsprechender Wirkung. Die optisch aphrodisisch wirkende Gestalt der Birne verschwindet – wie vorher die der Zucchini – im Birnen-Kartoffelschaum. Sie müssen also Ihre Phantasie bemühen. Wenn sie genüsslich den weichen Schaum von der Gabel ziehen, stellt sich das Bild der unversehrten Frucht aber ganz von selber ein und tut seine Wirkung. Rosenblätter – die Blüte der Venus – zieren den Tellerrand und vollenden ein wunderbar ausgeglichenes Venus-Mars-Hauptgericht.

Die Desserts

In südlichen Kulturkreisen galt die Feige seit jeher als Aphrodisiakum, da sie unversehrt dem Hoden ähnelt. Mehr noch sah man sogar die Kerne als Samenzellen. Wenn die Feige aufgeschnitten wird, erinnert sie dann an das weibliche Genital. Eine Frucht also für Venus wie für Mars. Die Feige badet in Rosmarinwein – der anregend, blutdrucksteigernd und vitalisierend wirkt und verhindert, dass Sie nach dem opulenten Mahl einfach einschlafen und den eigentlichen Sinn des Menüs vergessen. Erdbeeren, Himbeeren und Kirschen sind rote, süße Früchte. Sie dienen gerne als Bild für den weiblichen Mund, vor allem wenn dieser große, rot geschminkte Lippen besitzt.

Der letzte Gang des Menüs wartet mit einer Chili-Creme auf, die neues Feuer in den Fortgang des Abends bringt. Interessant die Variante mit der Zimt-Banane. Zimt erwärmt den unteren Menschen, wie es im Mittelalter schon züchtig formuliert wurde, und die Banane ist ohnehin das klassische Phallus-Symbol zum krönenden Abschluss.

Seien Sie zurückhaltend mit Alkohol. Ein kleines Glas Wein vielleicht, aber kein Bier für den Herrn. Hopfen enthält natürliche pflanzliche Östrogene und wird ihrem Vorhaben entgegen wirken. Bier „hemmt das Können des Mannes", wie die alte Kräuterkunde weiß, es ist nur für die Frau ein Aphrodisiakum. Vielleicht kennen Sie auch die Abbildungen der Jagdgöttin Diana, die einen Hirsch reitet, mit Zügeln aus Hopfen. Sie lenkt ihn mit ihren Schenkeln und dem Hopfen (Bier); so ist es ihr möglich, den Hirschen – auf dem Gemälde das Symbol der männlichen Kraft und Potenz – zu beherrschen.

Das Menü besteht aus sechs Gängen, damit Sie variieren können. Die notwendigen Vorbereitungen sind einfach und wenig aufwendig, damit Ihnen die Lust an der Lust nicht vergeht, weil sie vor dem Essen schon fünf Stunden in der Küche verbracht haben.

Guten Appetit und viel Vergnügen!

Zubereitung des Eros-Menüs

Austernragout

Für das Austernragout 6 Austern aufbrechen, vorsichtig auslösen und dabei die Flüssigkeit auffangen. Austern mit Zitrone, Salz und Pfeffer würzen. Kühl stellen.

Die Flüssigkeit mit etwas Sekt zum Siedepunkt bringen und die Austern vorsichtig darin garen, nicht kochen. Dann die Austern entnehmen und beiseite stellen.

Flüssigkeit etwas reduzieren und mit Sahne verkochen, fein geschnittene Zucchini in Streifen zugeben und kurz mit kochen. Mit Zitrone, Salz und Cayennepfeffer abschmecken. Die Austern einschwenken und etwas fein geschnittenen Dill untermengen. Warm halten.

Beim Anrichten pro Person drei ganze rote Cherrytomaten mit etwas Salz und Cayennepfeffer in Olivenöl sautieren. Austernragout anrichten, mit den Cherrytomaten und einem Zweig Dill garnieren.

Salat von Spargel

Grünen Spargel wie gewohnt schälen und in einem Fond aus Wasser, Zucker, Salz, Butter, Zitronensaft und Orangensaft knackig kochen.

Aus etwas frisch gepresstem Orangensaft, Salz, Zucker, Pfeffer und Walnussöl ein Dressing rühren. Spargel halbieren, die Spitzen im Ganzen und die Enden in Stücke geschnitten mit dem Dressing marinieren, durchziehen lassen.

Büffelmozzarella in Würfel schneiden und mit etwas Salz, geschrotetem bunten Pfeffer und etwas Olivenöl würzen.

Zum Anrichten die Spargelstücke in die Mitte setzen und die Spargelspitzen sternförmig anlegen. Alles mit den Mozarellawürfeln bestreuen und mit frischem Basilikum garnieren.

Selleriecappuccino
Stangensellerie wie gewohnt putzen und in Stücke schneiden, daraus mit Zwiebeln, einer Kartoffel und Gemüsefond eine Cremesuppe kochen; mixen und durch ein Sieb geben. Mit Salz, Pfeffer, wenig Zitrone, Cayennepfeffer und einer Spur Curry würzen.
In einer Kaffeetasse anrichten. Dazu wenig blanchierte Selleriestreifen mit Suppe auffüllen, etwas Prosecco zugeben und ein Sahnehäubchen mit gemahlenen und gerösteten Haselnüssen und einem Sellerieblatt garnieren.

Das Rindsfiletsteak

Das Fleisch würzen und von beiden Seiten kurz angrillen oder scharf anbraten.

Für den Safransud eine kräftige Fleischbrühe, etwas kräftigen Weißwein, Salz, Pfeffer, etwas Safran und Butter einmal aufkochen und dann auf etwa 80 Grad temperieren (Wichtig! Temperatur mit einem Thermometer überprüfen). Filets einlegen und bis zum gewünschten Punkt garen.

Für die Vanilleschwarzwurzeln diese wie gewohnt putzen und kochen, beim Anrichten in einer Mischung aus Butter und etwas Vanillemark aus der Schote erhitzen. Kartoffelpüree mit blanchierten Birnenwürfeln und etwas geschlagener Sahne verfeinern.

Zum Anrichten den Tellerrand mit roten Rosenblättern bestreuen.

Die Feige
Eine halbe Flasche halbtrockenen Rotwein aufkochen, Zucker, Zimt, eine Nelke und ein Zweiglein Rosmarin einlegen.

Ganze frische Feigen mehrmals mit einem Zahnstocher einstechen, in den Wein einlegen und einmal aufkochen. Einige Tage marinieren.

Aus in Puderzucker und Zitronensaft marinierten Erdbeeren und Himbeeren einen Salat zubereiten. Etwas Mascarpone mit Kirschwasser, Zucker und Vanillezucker verrühren. Abschmecken. Melisse in Streifen unterrühren.
Zum Anrichten den Salat in die Mitte der Teller setzten, die Feige darauf legen, außen herum die Creme anrichten. Alles mir etwas Rotweinmarinade beträufeln. Mit Pistazien. Minze oder Melisse garnieren.

Chili-Creme
Einen halben Liter Sahne mir einem achtel Liter Milch sowie dem Mark einer halben Vanilleschote aufkochen. 125 Gramm Zucker, 6 Eigelb und zwei Messerspitzen Chilipulver unterrühren.

Die Flüssigkeit in flache Schalen oder Suppenteller geben im Wasserbad (wenig Wasser) im Backofen bei etwa 110 Grad pochieren, bis die Creme fest wird.

Zum Anrichten braunen Zucker über die Creme streuen und abflämmen. Dazu gibt es halbierte, leicht gebratene Bananen mit einer Prise Zimt und etwas flüssiger Schokolade.

Gutes Gelingen!

MAGISCH VERZAUBERT – APHRODISIAKA, DIE AUS DEM RAHMEN FALLEN

Nachdem ich nun verschiedene Aphrodisiaka vorgestellt habe, die auf unterschiedlichen Wegen die Lust steigern und erotische Erlebnisse auf den Weg bringen können, möchte ich Ihnen abschließend noch einige außergewöhnliche aber altbekannte Mittel vorstellen. Sie zeichnen sich durch besondere Qualitäten aus, unter anderem durch ein auffallend positives Echo von Seiten vieler Anwenderinnen und von Seiten der Expertinnen, die für dieses Buch getestet haben.

Das magische Wässerchen: Venuswasser
Lächelnd bezeichnen meine Patientinnen das Venuswasser als das Viagra für die Frau. Dies könnte jedoch fälschlicherweise zu der Annahme führen, ein Schluck aus diesem Fläschchen würde Ihren BH-Verschluss sprengen.

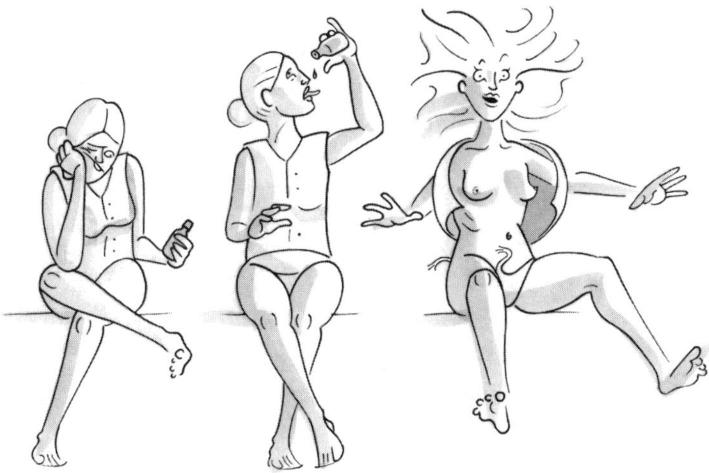

Das Venuswasser verstärkt die venusisch-weibliche Ausstrahlung der Frau. Dass dies auch aphrodisisch wirkt, ergibt sich von selbst. Es hilft also nichts, wenn Sie noch schnell einen Schluck aus der Flasche nehmen, bevor Sie ihm die Türe öffnen.

Das Venuswasser enthält Rosenwasser. Die Rose, und vor allem die Blüte der Rose, wird der Venus zugeschrieben. Alle Gefühle der Liebe finden ihren Ausdruck in Form und Farbe der roten Rose. Rot für die Leidenschaft, die Dynamik; die Blütenform als Ebenbild der Schönheit, und die Dornen am Stiel als Zeichen des unausweichlichen Seelenschmerzes, der zur echten Liebe gehört. Rosenwasser ist also für so eine Venusmischung unabdingbar. Ein weiterer Bestandteil ist ein Auszug des Smaragd-Steins. Er wird in eine Alkohol/Wasser-Mischung gelegt und zum richtigen Zeitpunkt an der Sonne und dem Mond ausgezogen. Der Smaragd ist der Stein der Venus. Er fördert die Fruchtbarkeit, stärkt das weibliche Charisma, schenkt Lebensfreude, sorgt für Harmonie und bringt uns den Kräften der Natur näher. Sein gesamtes Wirkungsspektrum geht aber noch weit über diese Angaben hinaus. Smaragde bestechen nicht zuletzt durch ihre wunderschöne grüne Farbe, die ebenfalls der Venus zugeschrieben wird.

Damiana-Auszug in entsprechender Verdünnung ist eine weitere Zutat. Von Damiana wird behauptet, sie sei ein stark wirkendes Aphrodisiakum für beide Geschlechter. Ich würde korrigierend sagen: Damiana ist ein sanft wirkendes Mittel für die Frau. Es küsst ihre erotisch-verführerische Seite wach. Damiana lässt die Frauen fühlen, als wären sie Venus.

Zu guter letzt enthält das Venuswasser eine Mischung von Blütenessenzen, die das Selbstbewusstsein steigern und offen machen für Erotik und körperliche Leidenschaft.

Das „Original Venuswasser“ nach obiger Rezeptur erhalten Sie in der Marien-Apotheke Steingaden (SIEHE ANHANG).

Für die Einnahme des Venuswassers gibt es keine allgemein gültige Vorschrift. Frau sollte ein oder zwei Mal die Woche einen Teelöffel voll in ein Glas Rotwein geben und diesen Wein genießen. Vielleicht in einem Venusbad? Hören Sie auf Ihren Körper und spüren Sie die leicht prickelnde Wirkung, das herrliche Gefühl, eine wunderbare, sinnliche Venusfrau zu sein. Einige Frauen, die grundsätzlich keinen Alkohol trinken, fragten mich, ob man das Venuswasser nicht auch in Tee genießen kann. Das geht selbstverständlich auch: Wählen Sie aber nicht unbedingt einen bitteren Erkältungstee, sondern einen Frauen-Tee mit duftenden Rosenblüten beispielsweise. Diesen gibt es in jeder gut sortierten Teehandlung in verschiedenen Mischungen.

Marselixier

Sehr stark und als Gegenpol zum Smaragd wirkt im Marselixier das Wasser des Rubin, der als Stein des Mars schon allein durch seine rote Farbe von Bedeutung ist. Auch die Schlehe steht mir ihren Dornen und der ebenfalls roten Farbe für das feurige Element und die Leidenschaft des Mars, ebenso wie die Brennnessel mit ihrem gezackten Rand. Wehrhaftigkeit bezeugt auch die Distel. Das Marselixier enthält zudem eine Mischung verschiedener Blütenessenzen, die weitere Marsqualitäten des Mannes fördern. Das Elixier nach dieser Rezeptur erhalten Sie wie das Venuswasser in der Marien-Apotheke Steingaden (SIEHE ANHANG).

Aphrodisia-Bad Badesalz

(HERSTELLER: BELLADONNA, HAMBURG)

Rein pflanzliche Essenzen auf Meersalz-Basis. Beschreibung des Herstellers: „Öffnet Frauen und Männer für die sinnliche Liebe. Hilft, Hingabe, Vertrauen und entspannte Körperlichkeit zu entwickeln; ein exotischer Duft – erotisiert, erhellt und hebt die Stimmung. Wärmend, geheimnisvoll und leicht.“ Ein herrliches Badevergnügen!

Aphrodite-Öl

(HERSTELLER: BELLADONNA, HAMBURG)

Erotisches Massageöl. Beschreibung des Herstellers: „Ein Duftöl aus dem Garten der Erotik; sanft stimuliert es sexuelle Empfindungen und lässt jede Frau zu einer wilden, ursprünglichen, leidenschaftlichen, unbändigen, begehrenden, aufnehmenden, körperlichen, hitzigen und gleichzeitig unendlich sinnlichen und hingebungsvollen Göttin werden. Das Aphrodite-Öl ist für Liebesrituale und Liebesmagie entwickelt worden; es zieht Geliebte an und vertieft die sinnlichen Aspekte der Liebe."

Ich gehe davon aus, dass diese Rezeptur von Venus persönlich stammt.

Magische Salben

Von allen Aphrodisiaka, die unser Expertinnen-Team getestet hat, sind diese beiden Salben wohl die wirkungsvollsten. Sie fördern die Durchblutung und daher kann es zu einem leicht brennenden Gefühl kommen, das jedoch nicht unangenehm ist. Achten Sie darauf, dass Sie die Salben nicht direkt auf die Schleimhäute auftragen. Diese Salben sind ein erotischer Hochgenuss!

Liebessalbe

(HERSTELLER: BELLADONNA, HAMBURG)

Beschreibung des Herstellers: „Ihre kostbaren Bestandteile berühren das Herz und öffnen die Seele für die Schönheit der Liebe. Diese Salbe wird aufgetragen, um Liebesbegegnungen anzuziehen und eine erotische Atmosphäre entstehen zu lassen. Für emotionale Erfüllung und als ausgezeichnetes Aphrodisiakum."

(BEZUGSADRESSE SIEHE ANHANG)

Lustsalbe

(HERSTELLER: BELLADONNA, HAMBURG)

Beschreibung des Herstellers: „Für eine lustvolle Sexualität, Sinnlichkeit und Liebesrausch. Zieht sexuelle Kontakte an und entfacht Leidenschaft." (BEZUGSADRESSE SIEHE ANHANG)

Warnhinweis: Die Anwendung von Ölen jeder Art im Genitalbereich kann die Sicherheit von Kondomen beeinträchtigen. Sie reißen häufig bei Kontakt mit Öl.

EINE VERZAUBERTE NACHT

Aus den Anregungen in den vorangehenden Kapiteln ergeben sich unzählige Kombinationsmöglichkeiten für eine sinnlich-verführerische Nacht. Daraus einen konkreten Leitfaden für so einen Abend zu spinnen hat seine Vor- und Nachteile: Wenn alles genau geplant und vorbereitet ist, geht sicherlich irgendetwas daneben, und das kann die Stimmung schlagartig ins Gegenteil verkehren. Voraussetzungen für die Planung einer Liebesnacht sind demnach Flexibilität und Humor. Das Wesentlichste jedoch ist die Kommunikation mit dem Partner. Er muss wissen, was Sie vorhaben, damit auch er sich darauf einstimmen kann. Sofern Sie Kinder haben, ist es wichtig, dass diese die Liebesnacht nicht stören können – am besten sind sie bei den Großeltern untergebracht oder bei Freunden. Geht dies nicht über Nacht, so planen Sie doch einen verzauberten Tag!

Bevor man für Amor, Venus und Eros das Fenster öffnet, sollten der Stress und die Anspannung des Tages abgestreift werden. Dazu eignet sich beispielsweise die Kyphi-Räucherung (SIEHE AUCH SEITE 101), damit sich eine entspannte und positive Atmosphäre in der Wohnung ausbreitet. Nun können sich beide an die amüsante Arbeit machen, das Liebesnest vorzubereiten. Dabei kann jeder seine eigenen Vorstellungen mit einbringen, was bereits eine zarte erotische Stimmung erzeugt. Kerzen, die Liebesräucherungen, Massageöle, das Glas Wein – und natürlich die passende Musik für den Abend. Auch das Badezimmer erfährt eine venusisch-erotische Veränderung: Optimalerweise besitzen Sie eine Badewanne, obwohl gemeinsames Duschen durchaus auch seinen Reiz hat. Die Badetücher sind über dem Heizkörper und viele kleine Teelichter warten darauf, nach dem Abendessen angezündet zu werden.

Wahrscheinlich wird sich Venus in der Küche tummeln, um zwei oder drei Gänge des Abendmenüs zu zaubern. Doch zu diesem erotischen Mahl sollte der Partner mit beitragen und mit Ihnen zusammen kreativ sein. Nachdem Sie jetzt schon wissen, welche aphrodisischen Wirkungen die verschiedenen Nahrungsmittel haben, wird es sicher spannend, wenn er die Austern öffnet oder sie den Spargelsalat vorbereitet: das ist dann schon Sinnlichkeit für Ohr und Auge im Vorfeld der Ereignisse! Als Aperitif eignet sich ein Glas Rosmarinwein mit einem Teelöffel Venuswasser für die Dame, und einem Teelöffel Marselixier für den Herrn. Das genussvolle Eros-Mahl wird seine Wirkung zusammen mit dem Aperitif nicht verfehlen! Sicher kann man sich auch gleich nach dem Essen ins Liebesnest verkrümeln, aber ein gemeinsames Bad hat schon einen ganz besonderen Reiz. Und nach dem sinnlichen Badetraum braucht die Haut vielleicht ein wenig pflegendes Öl, am besten gleich ein venusisches Öl für die Frau und ein marsisches für den Mann (SIEHE KAPITEL VENUS UND MARS).

Jetzt fühlt sie sich wie Venus, und er sich wie Mars – auf die Räucherkohle kommen die Liebesräucherungen, die Kerzen verzaubern den Raum und aus dem CD-Player ertönt sanfte Musik …. Lassen Sie sich fallen und genießen Sie sich selbst und ihren Partner, ihre beiden Körper.

Alle in diesem Buch aufgeführten Rezepte sind dazu in der Lage, Sie in einen Zustand magischer Verzauberung zu versetzen. Wenn Sie daran glauben, dass in Ihnen wie in jeder anderen Frau die Kraft der Venus steckt, die von äußerlichen Attributen völlig unabhängig ist. Sie zum Strahlen zu bringen ist eine schöne Herausforderung und eine Aufgabe, die Ihrem Leben neue Freude und Ihrer Partnerschaft jene Erotik bescheren wird, die Platon gemeint hat: Den höheren Zustand der Vereinigung von Mann und Frau. In einer gelebten Partnerschaft oder als Potenzial ganz für Sie alleine – es lohnt sich in jedem Fall, Venus lebendig zu halten.

BEZUGSADRESSEN

Die folgenden, im Buch empfohlenen Produkte und Medikamente erhalten Sie nur in Apotheken:

ZELLULISAN spag. Salbe, KLIFE spag. Peka Tropfen, ITIRES spag. Tropfen, DERCUT spag. Tropfen, apo-HEPAT spag. Tropfen, RENELIX spag. Tropfen, TOXEX spag. Tropfen, delima feminin Zäpfchen, delima Kapseln, FIRMA PEKANA, WWW.PEKANA.COM, Nemafam-Tropfen, FIRMA NESTMANN.

In der Marien-Apotheke,
Marktplatz 2, Steingaden
(Tel. 08862/911020, Fax 08862/911014),
Mail: info@marienapotheke-steingaden.de,
Internet: www.marienapotheke-steingaden.de

erhalten Sie die folgenden Produkte:
Venuswasser, Marselixier, Venuscreme, Venus-Duschgel, Adonis-Duschgel, Venus-Bad, Adonis-Bad, Eros-Bad, Erotisches Massageöl für die Frau 1 + 2, Erotisches Massageöl für den Mann

Alle weiteren Produkte erhalten Sie bei
Fa. Siegani, Verlag und Handel, Staltannen 6 a, 86989 Steingaden
Tel. 08862/9329877, Fax 08862/9329878, Mail: info@siegani.de,
Internet: www.siegani.de

Einige der angeführten Produkte erhalten Sie eventuell auch in gut sortierten Naturkostläden oder alternativen Shops.

LITERATURHINWEISE

Bittrich, Dietmar
„BÖSE SPRÜCHE FÜR SIE & IHN“
dtv galleria 2004
ISBN 3-423-20761-2

Bolen, Jean Shinoda
„GÖTTINNEN IN JEDER FRAU“
Sphinx-Verlag 1995
ISBN 3-85914-232-1

Chapman, Gary
„DIE FÜNF SPRACHEN DER LIEBE“
Francke-Verlag 2003
ISBN 3-86122-126-8

Estés, Clarissa P.
„DIE WOLFSFRAU“
Heyne
ISBN 3-453-06920-X

Fischer-Rizzi, Susanne
„BOTSCHAFT AN DEN HIMMEL“
Irisiana 1996
ISBN 3-88034-869-0

Fischer-Rizzi, Susanne
„HIMMLISCHE DÜFTE“
Hugendubel 1990
ISBN 3-88034-415-9

Graichen, Giesela
„DAS KULT PLATZ BUCH“
Hofmann + Campe 1988
ISBN 3-455-08282-3

Gray, John
„MÄNNER SIND ANDERS, FRAUEN AUCH“
Mosaik by Goldmann-Verlag 1998
ISBN 3-442-16107-X

Heinemann, Uta
„EUNUCHEN FÜR DAS HIMMELREICH“
Heyne 2003
ISBN 3-45316-505-5

Kraut, Anita
„VOM RICHTIGEN UMGANG MIT HAUT UND HAAR“
Siegani 2005
ISBN 3-9810062-0-8

Louden, Jennifer
„TU DIR GUT“
Bauer 1997
ISBN 3-7626-0497-5

Maquire, Anne
„VOM SINN DER KRANKEN SINNE“
Knaur-Verlag 1996
ISBN 3-426-76102-5

McIntyre, Anne
„DAS GROSSE BUCH DER HEILEN-
DEN PFLANZEN“
Irisiana 1998
ISBN 3-89631-196-4

Montagu, Ashley
„Körperkontakt“
DIE BEDEUTUNG DER HAUT FÜR
DIE ENTWICKLUNG DES MEN-
SCHEN
Klett-Cotta 1995
ISBN 3-608-95154-7

Onken, Julia
„FEUERZEICHENFRAU“
C.H. Beck OHG 2002
ISBN 3-406-45996-X

Raba, Peter
„EROS UND SEXUELLE ENERGIE
DURCH HOMÖOPATHIE“
ANDROMEDA 2000
ISBN 3-932938-38-0

Rätsch, Christian
„Pflanzen der Liebe“
AT-Verlag, 2001
ISBN 3-8555025-24-X

Sagan, Samuel
„HEILENDE PLANETENKRÄFTE“
Ebertin 1998
ISBN 3-87186-094-8

Schellenbaum, Peter
„DAS NEIN IN DER LIEBE“
dtv 2001
ISBN 3-423350-23-7

PERSONEN- UND SACHREGISTER

O

P

R

S

DIE AUTORIN

Anita Kraut
Heilpraktikerin, ist seit 1986 in eigener Praxis tätig mit Schwerpunkt Dermatologie, Frauen- und Kinderheilkunde.

Frau Kraut hält Vorträge und Seminare im In- und Ausland und leitet ein naturheilkundliches Privatinstitut. Dort führt sie Fachfortbildungen für Therapeuten und Veranstaltungen für Laien durch.

Nähere Infos unter www.anita-kraut.de

BESTELLUNG

Direkt beim SIEGANI-Verlag
e-mail: info@siegani.de
www.siegani.de
Telefon: 088 62/932 98 77
Telefax: 088 62/932 98 78

Über jede Buchhandlung oder im Internet: www.siegani.de, www.amazon.de, www.buchkatalog.de

Vom richtigen Umgang mit Haut und Haar
Buchpreis: 14,90 Euro
264 Seiten, Paperback
ISBN 3-9810062-0-8
SIEGANI-Verlag, Steingaden

STIMMEN ZUM BUCH „VOM RICHTIGEN UMGANG MIT HAUT UND HAAR“

„Auf der Haut zu lesen, das heißt, ihre Botschaften empfangen zu lernen und daraus entsprechende Behandlungsschritte abzuleiten, ist das zentrale Anliegen dieses Buches. Ich freue mich besonders, dass ich mich zu seinen Geburtshelfern rechnen darf und wünsche ihm, dass es in zahlreiche Hände findet und so Zugang zu vielen anstehenden Entwicklungsthemen schafft.“ RUEDIGER DAHLKE

„... jetzt hat sie ein faszinierendes Buch geschrieben: Vom richtigen Umgang mit Haut und Haar. Hilfreich für den Hautkranken enthüllt sie darin ganzheitliche Zusammenhänge.“ ZEITSCHRIFT „GESUND LEBEN“

„... ein umfassender, kritischer Ratgeber mit vielen nützlichen Hinweisen, praktischen Therapievorschlägen und naturheilkundlichen Rezepten.“ ZEITSCHRIFT „NATURHEILPRAXIS“

„Mit Ihrer klaren und feinsinnigen Art hat die Heilpraktikerin, Frau Anita Kraut, wieder ein sehr schönes Werk vorgelegt, welches dem interessierten Publikum in kompetenter und veständlicher Darstellung die Zusammenhänge von „Haut und Haar“ in einer Ganzheitsbetrachtung anbietet.“ DR. RER. NAT. PETER BEYERSDORFF

„Dieses Buch ist mehr als ein Ratgeber für den achtsamen Umgang mit unserem größten Sinnesorgan. Es vermittelt auf unterhaltsame Weise eine Fülle von Wissen, nützlichen Ratschlägen und praktischen Tipps zur Pflege der gesunden und Heilung der kranken Haut. Dabei ist dieses Buch viel mehr als ein Nachschlagewerk – es macht einfach Spaß, darin zu schmökern und ganz nebenbei sehr viel daraus zu lernen.“ GERHARD STÖHR